现代著名老中医名著重刊丛书·《第五辑》

菁 园 医 话

杨熙龄 著

人民卫生出版社

图书在版编目（CIP）数据

著园医话/杨熙龄著.—北京：人民卫生出版社，
2008.1

（现代著名老中医名著重刊丛书·第五辑）
ISBN 978-7-117-09587-7

Ⅰ. 著… Ⅱ. 杨… Ⅲ. 医话－汇编－中国－现代
Ⅳ. R249.7

中国版本图书馆 CIP 数据核字（2007）第 186234 号

| 人卫智网 | www.ipmph.com | 医学教育、学术、考试、健康，购书智慧智能综合服务平台 |
| 人卫官网 | www.pmph.com | 人卫官方资讯发布平台 |

现代著名老中医名著重刊丛书
第五辑
著 园 医 话

著　者：杨熙龄
出版发行：人民卫生出版社（中继线 010-59780011）
地　址：北京市朝阳区潘家园南里 19 号
邮　编：100021
E - mail：pmph @ pmph.com
购书热线：010-59787592　010-59787584　010-65264830
印　刷：北京虎彩文化传播有限公司
经　销：新华书店
开　本：850×1168　1/32　**印张**：4.625
字　数：91 千字
版　次：2008 年 1 月第 1 版　　2020 年 6 月第 1 版第 3 次印刷
标准书号：ISBN 978-7-117-09587-7
定　价：11.00 元

打击盗版举报电话：010-59787491　E-mail：WQ @ pmph.com
（凡属印装质量问题请与本社市场营销中心联系退换）

自20世纪60年代开始，我社先后组织出版了一批著名老中医经验整理著作，包括医论医话等。半个世纪过去了，这批著作对我国近代中医学术的发展产生了积极的推动作用，整理出版著名老中医经验的重大意义正在日益彰显，这些著名老中医在我国近代中医发展史上占有重要地位。他们当中的代表如秦伯未、施今墨、蒲辅周等著名医家，既熟通旧学，又勤修新知；既提倡继承传统中医，又不排斥西医诊疗技术的应用，在中医学发展过程中起到了承前启后的作用。这批著作均成于他们的垂暮之年，有的甚至撰写于病榻之前，无论是亲自撰述，还是口传身授，或是其弟子整理，都集中反映了他们毕生所学和临床经验之精华，诸位名老中医不吝秘术、广求传播，所秉承的正是力求为民除瘼的一片赤诚之心。诸位先贤治学严谨，厚积薄发，所述医案，辨证明晰，治必效验，不仅具有很强的临床实用性，其中也不乏具有创造性的建树；医话著作则娓娓道来，深入浅出，是学习中医的难得佳作，为近世不可多得的传世之作。

由于原版书出版的时间已久，已很难见到，部分著作甚至已成为学习中医者的收藏珍品，为促进中医临床和中医学术水平的提高，我社决定将一批名医名著编为《现代著名老中医名著重刊丛书》分批出版，以飨读者。

第一辑收录13种名著：

《中医临证备要》　　　　　　《施今墨临床经验集》

《蒲辅周医案》　　　　　　　　　《蒲辅周医疗经验》

《岳美中论医集》　　　　　　　　《岳美中医案集》

《郭士魁临床经验选集——杂病证治》

《钱伯煊妇科医案》　　　　　　　《朱小南妇科经验选》

《赵心波儿科临床经验选编》　　　《赵锡武医疗经验》

《朱仁康临床经验集——皮肤外科》

《张赞臣临床经验选编》

第二辑收录 14 种名著：

《中医入门》　　　　　　　　　　《章太炎医论》

《冉雪峰医案》　　　　　　　　　《菊人医话》

《赵炳南临床经验集》　　　　　　《刘奉五妇科经验》

《关幼波临床经验选》　　　　　　《女科证治》

《从病例谈辨证论治》　　　　　　《读古医书随笔》

《金寿山医论选集》　　　　　　　《刘寿山正骨经验》

《韦文贵眼科临床经验选》　　　　《陆瘦燕针灸论著医案选》

第三辑收录 20 种名著：

《内经类证》　　　　　　　　　　《金子久专辑》

《清代名医医案精华》　　　　　　《陈良夫专辑》

《清代名医医话精华》　　　　　　《杨志一医论医案集》

《中医对几种急性传染病的辨证论治》

《赵绍琴临证 400 法》　　　　　　《潘澄濂医论集》

《叶熙春专辑》　　　　　　　　　《范文甫专辑》

《临诊一得录》　　　　　　　　　《妇科知要》

《中医儿科临床浅解》　　　　　　《伤寒挈要》

《金匮要略简释》　　　　　　　　《金匮要略浅述》

《温病纵横》 《临证会要》

《针灸临床经验辑要》

第四辑《方药中论医集》收录 6 种名著：

《辨证论治研究七讲》 《中医学基本理论通俗讲话》

《黄帝内经素问运气七篇讲解》 《温病条辨讲解》

《医学三字经浅说》 《医学承启集》

第五辑收录 19 种名著

《现代医案选》 《泊庐医案》

《上海名医医案选粹》 《治验回忆录》

《内科纲要》 《六因条辨》

《马培之外科医案》 《中医外科证治经验》

《金厚如儿科临床经验集》 《小儿诊法要义》

《妇科心得》 《妇科经验良方》

《沈绍九医话》 《著园医话》

《医学特见记》 《验方类编》

《应用验方》 《中国针灸学》

《金针秘传》

这批名著大多数品种原于 20 世纪 60 年代前后至 80 年代初在我社出版，自发行以来一直受到读者的广泛欢迎，其中多数品种的发行量都达到了数十万册，在中医界产生了很大的影响，对提高中医临床水平和中医事业的发展起到了极大的推动作用。

为使读者能够原汁原味地阅读名老中医原著，我们在重刊时采取尽可能保持原书原貌的原则，主要修改了原著中疏漏的少量印制错误，规范了文字用法和体例层次，在版式上则按照现在读者的阅读习惯予以编排。此外，为不影响原书内容的准

3

确性，避免因换算造成的人为错误，部分旧制的药名、病名、医学术语、计量单位、现已淘汰的检测项目与方法等均未改动，保留了原貌。对于犀角、虎骨等现已禁止使用的药品，本次重刊也未予改动，希冀读者在临证时使用相应的代用品。

人民卫生出版社
2007 年 11 月

癸亥之夏，余友杨君叔澄以著园医话五卷见示，曰：此先君铸园公之遗著也，将付手民，请为序言。墀钝于思拙于文，何敢任此！然回忆昔时屡亲謦咳，见公霭然之貌，毅然之气，言必征古而论不违时，深类古之学者厥后。每膺疾疴辄往求治，得公一方无不应手立效，于以知公之既博于学而尤精于医也。今又得展读是书，不惟征引浩博，研理精深而援古证之，经验与学问相参议论，虽出于己，原理必本于经，则又可知公学之博医之精，实原于信道之笃也。其于古今所传之医方病理，苟有不合于经者，虽名医巨子之言亦不肯轻信，其有不背经旨而著奇效者，虽出于乡里野老之言亦皆博采广集视为鸿宝，破诸家之藩篱，批群说之窾，却折衷至理悉归实用，数十年来勤勤恳恳有如一日，其用力益专其用心益苦矣。墀愧不知医，无能阐发奥旨，惟望读是书者，本悲悯之怀，发笃信之念，不为邪说所惑，不为俗见所愚，登寿域而免夭折，是则先生著书之本意也。谨序。

民国十二年岁次癸亥立秋后二日世愚侄北平曹育墀拜书

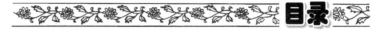

目录

3

5

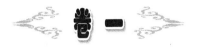

卷一

表热里寒用白虎辨

《伤寒论·太阳篇》：伤寒脉浮滑，此表有热里有寒，白虎汤主之。

许叔微云：仲景既称伤寒苦吐下后，七八日不解，热结在里，表里俱热者，白虎加人参汤主之。又云：伤寒脉浮发热无汗，其不解不可与白虎汤。又云：伤寒脉浮滑，此以表有热里有寒，白虎汤主之。国朝林亿校正谓仲景于此表里自差矣，予谓不然，大抵白虎汤能治伤寒中喝表里发热，故前后二证或云表里俱热，或云表热里寒，皆可服。之中一证脉浮无汗，全麻黄与葛根证，安可行白虎汤也。林亿但见所称表里不同便谓之差误，是亦不思之过也。

徐灵胎曰：此寒热二字必倒误，乃表有寒里有热也。观下条脉滑而厥者里有热也。凿凿可证。活人书作表里有热亦不稳。

王三阳曰：经文寒字当作邪字解，亦热也。

方中行曰世本作表有热里有寒，必系传写之误。夫白虎本为治热病暑病之药，其性大寒安得里有寒者可服之理。详本文脉浮滑不但无紧且复多滑，乃阳气甚而郁

1

蒸，此里有热也，里热甚必格寒于外，多厥逆身凉而为亢害之证，此表有寒也。厥阴篇中脉滑而厥者，里有热也，白虎汤主之，则知此表里二字为错误，可知当为上下更易。

魏念庭曰：此里尚为经络之里，非脏腑之里也。

沈尧封曰：里有寒之寒，乃暍字之误。如果里有寒何以反用石膏知母乎。表有热即身热也。上节只言病名不言脉证，此节详言脉证、出方主治，两节本是相承，叔和校订时此节幸有寒字之误不被摘出，若见暍字早已摘置别论中矣。

程郊倩云暍病脉不浮，不思《伤寒论》之暍，即《难经》之热病也。《难经》云热病之脉阴阳俱浮，浮之而滑，沉之散涩，此是紧要处，岂有模糊读过，本条脉浮滑与《难经》热病脉合，则白虎的是热病主方而寒字的是暍字之误。

王孟英曰：杨素园大令云此条寒字，诸家所辨俱未妥帖。徐君亚枝云：当作痰字解，于义较协。余谓徐君此解可称千古支眼。夫本论无痰字，如湿家胸中有寒之寒字，亦作痰字解。盖痰本作谈，会意二火搏水成痰也，彼湿家火微湿盛，虽渴而不能饮，是为湿痰。此暍病火盛烁液脉既滑矣，主以白虎汤则渴欲饮水可知，是为热痰。凡痰因火动，脉至谓实而口渴欲饮者，即可以白虎汤治之况暍家手，佩服佩服。

陆九芝曰：此言表有热为外热，里有寒即里热也。表之寒已化为热，而里之水仍得云寒，故寒即是热。于何知之，于浮滑脉见于气口者知之也，滑者痰热之脉也，就表指胃为里。

按：《伤寒论》此文，全根据《内经》本标中气以立言，并无错误。诸家只就字面上寻求，故有以上之辨论，异说纷论莫衷一是，内中除许叔微、陆九芝稍有见地外，余无不以为传写之讹者。孔子云：信而好古，又云：吾犹及史之阙文也。诸老辈信心不笃，迂难解之文不肯阙疑以待后之解者，辄改经以就己说，穿凿附会最是说经通弊，予不敏，谨就《内经》本标中气之义释之如左。

《内经》云：太阳之上，寒气治之，中见少阴。至真要大论曰：少阴太阳从本从标，以少阴本热而标阴，太阳本寒而标阳，标本异气，故或从本或从标也。此节表有热里有寒者，表有标热，里有本寒，寒热不可以兼治，因脉浮滑，故从标热治而用白虎也。

❀ 天生麻黄汤 ❀

温热疫疠时证之汗，须俟其自然，不能强致，虽药力亦无权，不比伤寒感冒服麻黄桂枝可立汗也。然坐待其自汗必迁延多日，或致变证亦属养痈。余数为病所窘，思于用药之外另辟蹊径而不得窥见。山陬僻壤之间无医无药，凡患时证者，数日后一口凉水中肯，多有浃然汗出而愈者。因静心穷理探索有方能致汗，若一味恣饮亦不济事，大凡温热疫疠等时证，服清解药汗不出，服泻火药热不退，于法为逆，此不必强以凉药治之，虽日服犀羚膏连各数两无益也，即当停药以设法取汗，汗出其热自解。然取汗之法非浴热汤盖厚被之谓，假令欲其明日得汗，前一日即禁食生冷，不令饮水，虽力索不可与之，专俟其十分烦渴躁急，乃为时至，急取新汲水一大碗令一气畅饮而下，不可劝其多饮，亦不可阻其少饮。但不可过急以防呛出，饮后或肢体振战或直视发狂，皆欲汗之兆，不必惊惶，倾刻汗出如洗而愈矣。兵法云：将欲取之，必先与之，吾于此法亦云。庚寅四月予病疫甚剧，服清解药无效，七日未见正汗，因思得此法，届时果随饮随汗而解。后六日因食荤面而病复一如前状，遂立志不服药专倚此法以取汗，乃饮后汗不出口鼻呼吸气觉凉，心知此热为寒束不得发越也，复饮开水三钟乃得汗解。后八日因食挂面一碗而病又复，较前加剧晚间燥渴弥甚，思目快意，取凉水一小盆置榻前恣饮之，饮后觉膈间不适，偶一翻身水竟溢出，味如老醋齿尽倒。因思凉水之为物至无气味者也，今忽变为酸是已坏，在上且如此，若坏至下不知作何变怪矣，不如去之，便倚枕用箸探喉水尽出，不意随吐随出汗，汗止而病亦解矣。此即《内经》所谓其高者因而越之，与前人所谓吐中有发散之意也。

予自思得此法以愈己病，后遂屡用此法以救人。不二局衣袜店铺掌杨某一日来舍，云：其徒陈利勋忽患疯狂，请即移步。予随至铺中见四人以棉被冒病人以发汗，病人撑拒面赤气粗，予挥四人令去，问病人尔欲何为？云欲喝凉水。众问凉水可饮乎？予曰可取新汲水一罐，扶起令饮。一吸而尽如饮琼浆，饮毕就枕，汗淋漓如水洗，似此水未饮入腹乃全浇于头上也。杨某求予立方，予曰正汗已透何必服药静养可也。如言果愈。

门人张致远振之妹，患时证二十余日不汗，已濒危矣。邀予诊之，见所服皆清凉药，未为甚谬，脉沉细而数，齿燥舌焦，奄奄一息。予曰津液已竭，势难挽救矣，计惟有用凉水取汗法，或可冀其万一耳。因将用法详悉告知始去。次日张以车来迓，云如法遵办，果得大汗，但未知是正汗与否，尚乞一诊。至其家则汗已渐敛，热气犹蒸腾也。予诊之脉亦渐起，予曰此正汗无疑，惟宜静养切勿服药，忌荤面避风十二日，否则病必复，书一纸粘壁上使记之，届期予往看视，已应酬如常人矣。张赠予句云：妙术真能动鬼神，一壶冷水便回春。纪实也。

注：谨按温热病得汗则解，若无论服何药迄不见正汗者，俗名铁伤寒死症也。医者迁此往往束手无策，自此法发明而夭扎可以少减，或凝此法无据，不知古人云临病人问所欲，《内经》云：热者寒之。又有寒衣寒居得寒而止之文。可见饮水取汗之法，深合《内经》之旨，而能神明变化因势利导，故能取效如神也。且欧洲往时有以水治病者，名为水疗法，颇著奇效。与此若合符节，则此法非创无容辨矣。

医忙时辨

窦存、博古无取泥古，古之谚语，固无伪撰，然遁斋闲览长安语曰，槐花黄，举子忙，而今之应乡举，槐花早过矣。续世说，枇杷黄，医者忙，橘子黄，医者藏。今吴越间枇杷时则农者忙，小有疾不及延医，故医者不忙，至立秋后耒耜既停，积暑之病渐发，医者因于下半岁皆东西南北之不遑，是橘黄时正忙而非藏矣。可知凡引用古谚亦须审时辨地。

　　按：枇杷熟于夏，夏月病多故忙，橘子熟于秋，秋月病少故藏。吾乡俗谚有过了九月九大夫高绰手之语，可见秋月病少也。叶天士云：使天有三时而无夏则人疾疫死者当减其半，可见夏月病多也。古谚不误，胡君自误会耳。

《感证强汗之害》

　　南北史梁武九锡之出，范云忽中疾，居二日半召徐文伯视之。文伯曰：缓之一月乃复，欲速即时愈，政恐二年不复可救。云曰：朝闻夕死而况二年，文伯乃下火而床焉，重衣以覆之，有顷汗流，于此即起，二年果卒。

　　按：范云之疾，既以汗解，其为时感之证可知，缓之一月乃复者，用清解药安内攘外，俾邪退而正复，非可速效，故必须一月也。乃求速愈下火于床重衣以覆，此火劫其汗，即《伤寒论》所谓一逆尚引日，再逆促命期也。故虽暂解而真阴已竭，此二年所以不起欤。《内经》谓必寒衣之，居之寒处，身寒而止。今人则热炕厚被，饮羌活汤浴滚水，以强发其汗皆欲速之过，纵得病瘥亦促寿命，况未必即愈乎。因而神昏致殒者多矣。观徐文伯之治范云可以戒矣。

喉证易留后患

喉科诸证，不可轻动刀针，时疫白喉尤宜切忌，刺则毒随血入回血管，归心不可救药矣。然喉证亦有必须用针者，如喉蛾、喉痈之类，不论单双宜乘其腐熟之候，用针诀出脓血，方无后患。若失此不决，多有病愈而肉瘰不消者，甚则妨碍饮食为终身之累。此后必且善病喉痛，俗所谓病走熟路也。此与疮疖愈后痂平者不发，痂凸者防复发同。

妊娠十月分经养胎驳议

巢元方谓妊娠一月名胚胎，胚胎，《女科辑要》引徐之才曰：妊娠名始胚。足厥阴脉养之。二月名始膏，足少阳脉养之。三月始胎，始胎，《女科辑要》引徐之才作三月始胞。手心主脉养之。当此时血不流行形象始化。四月始受水精以成血脉，手少阳脉养之。五月始受火精以成气，足太阳足太阳，《女科辑要》作足太阴。脉养之。六月始受金精以成筋，足阳明脉养之。七月始受木精以成骨，手太阴脉养之。八月始受土精以成肤革，手阳明脉养之。九月始受石精以成毛发，足少阴脉养之。十月五脏六腑关节人形皆备。陈良甫宗其说，以五行分配四时，徐之才以十月分配，某月见某证则用某药，此等说予甚疑之，然未敢遽非其说也，后阅陈修园《女科要旨》中有一条驳得最畅，乃知前人已有先我而见及者。其说曰十月分经养胎之说，创自隋之巢氏，张子和既斥其谬矣，须知妇人自受胎以后，十二经气血俱翕聚以养胎元，岂有某经养某月胎之理，又岂有限于某月必见某证必用某方施治之理，齐东野语吾辈切勿述之以污口。修园此说可谓双眼自将秋水洗，一生不受古人欺矣。

❀ 小儿变蒸驳议 ❀

小儿变蒸亦前人之陋说，决不可信。《幼幼集成》有变蒸辨一篇云，幼科谓婴儿生下三十二日为一变，六十四日为一蒸。变者变生五脏，蒸者蒸养六腑，长气血而生精神益智慧也。积五百七十六日而毕。凡遇变蒸必身有热或有惊惕，而口、面、唇、舌俱不变色，身热或重轻而精神与常无异，口中气出温和，三四日间自愈。或有热不退，乳母宜服小柴胡则安。此犹为幼科中杰出者之言也。乃考其变蒸方中，有用褊银丸之巴豆、水银、黑铅、京墨、麝香之类而峻下之者，夫既曰长气血生精神益智慧，惟宜助其升可也，助其升句拟易以听其自然。顾且用毒劣灭其化元，顾且句欠通拟易以岂可用兹毒劣不几于非徒无益而又害之耶。据其说以周天三百六十五度应人身三百六十五骨节，内除手足四十五余骨外，止三百二十数，以生下一日主十段，十日主百段，三十二日则三百二十段为一变，而以天一生水，地二生火为次序，则一变肾，二变膀胱，三变心，四变小肠，五变肝，六变胆，七变肺，八变大肠，九变脾，十变胃，虽无实据，即令以此为准亦见确然不易之法，即令至法十四字文理欠明顺，拟易以准此亦应定而不移方有确据。乃又有以木火相生为言者，则似为一肝，二胆，三心，四小肠，五脾，六胃，七肺，八大肠，九肾，十膀胱矣，复有木金相克为言者，则又为一肝，二胆，三肺，四大肠，五心，六小肠，七脾，八胃，九肾，十膀胱矣。夫小儿脏腑骨度生来已定，毫不可以移易者，则变蒸应有定理。今则各逞己见各为臆说，然则脏腑竟可以倒置，骨度亦可以更张，是非真伪从何究诘。谓天一生水者为是，则木火相生木金相克者非矣，谓木火相生木金相克者为是则天一生水者非矣，徒滋葛藤迄无定论，将使来学何所适从。所幸变蒸非病可任其颠倒错乱；假使变蒸为病率宜依经用药者，岂不以脾病而治肾，膀胱病不治胃乎，总之此等固执之言不可为训。盖天地阴阳之理数可限而不可限，如五运六气为一定不易之规，而有应至不至、不应至而至、往来胜负、主客加临、有应不应之殊，天地尚且如斯而况婴儿之生，风土不侔，赋禀各异、时令有差、膏藜非一，而以此等定局以限其某时应变，某时应蒸，予临证四十余载，从未见一儿依期作热而变者，有自生至长未尝一热者，有生下十朝半月而常多作热者，岂变蒸之谓乎。凡小儿作热总无一定不必拘泥，后贤毋执以为实而以正病作变蒸，迁延时日误事不小，但依证治疗自可生全。

齿确有虫

右台仙馆笔记耕余姓汪言人齿中实有虫，往年尝病齿，或荐皖人王姓者善捉虫，召之至问所需，曰无所需，需银针一，予之，其人持向龈腭间，掏掐久之，得大虫二、小虫六七，大者长三四分，小者一二分，黑首而白身，皆若已死者，其人以纸封裹之使置暖处，曰明日启视，及明日启视则已活矣，遍体毛氄氄，然头有须有钳，尾有长豪，腹有六足，行走甚疾，耕余以杀虫之药杂置其中，非惟不畏且甚甘之，三日不予食乃死。

按：西医于牙齿列为专科，其技甚精，予所钦佩。惟不信牙之有虫，是其偶未见到处。

又，《神农本经》莨菪子今名天仙子，气味苦寒有毒，主治齿痛出虫，惜其用法不传。今得一法甚验，用瓦片一块在火内烧红置地上，将莨菪子掺于瓦上，登时白烟突起，急以茶碗一只，以手持碗足，虚覆碗于烟上，令烟霜结碗内，随以水温凉任便略搅和，连漱数口，吐于碗内，即有虫随出，古人岂欺我哉。

痘疹正宗书后

痘起中古，未经岐黄之论断，故或主温补、或主凉泻，异说纷呶莫衷一是，至明代聂久吾、万密斋二家书出，卓然为痘科两大法门，吾人所当奉为金科玉律者也。不意有费建中者逞其臆说，著《救偏琐言》一书，尽废二家法度，欲救人之偏而忘却自己之偏，已属无知妄作，不意又有宋祥麟者，摭拾费氏之唾余，著《痘疹正宗》一书而变本加厉，不论何证概以归宗汤从事，实热者尚可，虚寒者何如，必谓痘证有实热无虚寒，岂理也哉。东坡所谓其父杀人报仇，其子必且行劫，使黄元御见之必斥为无赖贼也，然黄元御谓痘可内消而愈亦为失言，吾斯之未能信。

论福幼编之偏谬

庄在田著《遂生·福幼》二编，风行海内，遂生以治痘，福幼以治慢惊，皆崇尚温补，偏驳失中而又主张太过，最易惑人，遂生编可勿论已，慢惊虽宜温补，只理中汤已足，若福幼编中之六味回阳饮一方中用炮姜、肉桂、丁香、胡椒、肉豆蔻、吴茱萸等味，类聚群辛毫无法度，一滴入口如舐秦椒油，奇苦万状，病儿当此何异既落井而又下石，服之立时苦变者有之，迁延失明者有之，予已见二人。无他，不合金匮调以甘药之旨也。理中汤内党参甘草均味甘，所谓调以甘药也。陈修园云读《金匮要略》三十年，悟出一言以蔽之，四字曰调以甘药，在田庸手何足以知之。世补斋医书徐刻庄在田《遂生》、《福幼》两编序末云，所愿阅是编者凡遇痘惊末传之病，勿复清热泻火初传之法，说理虽明，究竟有褒无贬，不足以纠正其失。昔某家儿患慢惊，煎六味回阳饮，汔乳媪试尝少许，舌为之破，其酷烈可想。

《景岳全书》驳议

《景岳全书》一帙，洋洋洒洒数十万言，其昏庸谬妄固无论已。予尝揆其著书之意，只是与刘朱二家不协，故极力作反面文字，全不顾义理所在。何以见之，如景岳本喜温补而恶清凉者也，因丹溪有产后忌芍药之说，遂起而驳之，谓产后正宜用芍药，与其平生持论若出两人，人谓此老一隙之微明，未足以帖服其心，盖芍药本非所喜，特此语出于丹溪，不得不故为庄论以折之耳。予此说较叶天士之《景岳发挥》、陈修园之《景岳新方砭》、章虚谷《医门棒喝》为能得其症结之所在，故喜而存之。

笔花《医镜》驳议

归安江笔花涵暾著《医镜》一书，浅近说法开后学简便之门，意甚善也。惜其择术不精，嗜痂景岳，而不知景岳新方皆出自杜撰，何足奉为典要。书中于五脏六腑诸经各立猛将次将名目，亦依傍八阵而来，尤为逐臭，然此犹失之小者也，所最可恶者在乱变古方，存其名而没其实，如首卷列方中之平胃散，孰不知为苍术厚朴陈皮甘草四味，乃去甘草而益藿香，胆部列方中之温胆汤，孰不知为茯苓半夏陈皮甘草竹茹枳实六味，乃去竹茹而益人参熟地炒枣仁五味子姜枣，皆不注明加减字样，而仍大书特书为某某方，吾谁欺，欺天乎。诸如此类指不胜屈。且温胆汤一方本主治热呕吐苦、虚烦惊悸不眠、痰气上逆等证，是治热之剂非治寒之剂也，笔花乃误会温字之义，注云治胆气虚寒梦遗滑精等证，呜呼谬矣。陈修园云二陈汤为安胃除痰之剂，如竹茹以清膈上之虚热，枳实以除三焦之痰壅，热除痰清而胆自宁，和即温也。温之者实凉之也。若胆家真寒而怯，宜用龙牡桂枝汤，笔花何竟未之见乎。

结习难除

治温热疫疬始终不发表，为医家第一难能事。夫吴鞠通之论温，吴又可、余师愚之论疫，似能跳出伤寒圈子，而不狃于辛温发表者。而鞠通于温病初起首引《伤寒论》桂枝汤原文而不嫌其捏造，又可治疫证热邪浮越于三阳证有加羌活、葛根、柴胡之例，师愚治疫证开手有用九味羌活汤先去爪牙之说，不云发表而云去爪牙，遁辞也。不且自相矛盾乎。总之发表一著人人最深，虽高明如三子而结习难除，纵极力摆脱，亦有时不觉复萌其故态也。

13

辟《外科全生集》

王洪绪《外科全生集》风行海内，儿于家有其书，其实除分辨阳痈阴疽外，别无特长。其得意之方如阳和汤、阳和解凝膏、小金丹、醒消丸等，亦或效或不效未足为奇。所异者在禁用升降二丹，其言曰惟疔用刺，其余概不轻用刀针，并禁升降痛烂二药。夫治外科而禁用升降，是犹渔者弃其网罟，猎者去其鹰犬也。又治痢疾，教人勿用黄连，谓黄连苦寒倒胃尤为妄言，考神农本经黄连治肠澼苦坚下焦之效，故香连丸为治痢疾最著名之药。洪绪何人，乃敢出此叛道离经之语。又论喉证谓急起非火缓起非寒亦不尽然，当合脉证参之不可硬下断语。至所立桂姜汤方，学者极宜审慎勿轻用以害人也。

鼠疮解

凡人项下生核，累累如贯珠，甚或巨如枣栗，皮色不变，按之游移无定者，厥名瘰疬，迨自久溃破而鼠疮成焉。古人因病立名皆有义意，瘰疬二字即累历也，所以状其形累累历乱也。而鼠疮鼠字竟不可解，方书谓鼠疮由食鼠秽所致，治以猫头骨，此真穿凿之谈殊无实据，果如所言人食鼠秽以致病，亦第如奇病门所载之鼠膈而已，乌能由瘰疬而成鼠疮哉。考小雅正月之篇，癙忧以痒，传癙忧，幽忧也。又雨无正篇，鼠思泣血，传鼠思，犹言癙忧也。是鼠癙古字通。鼠疮一证多生于忧思郁结之人，古人名其疮曰鼠，岂不大有义意乎。附鼠膈症，其证人前不思背后偷食、见人则避、面色黄瘦，乃食过夜鼠馋之涎所致，用十大功劳叶焙干为末，每早空心服一钱。又按：《闻闻录》云：食鼠泪所滴之物则生瘰疬，踏鸡子所遗壳则生白瘢，吾未敢信。

说倒仓法

用壮黄牛肉二十斤洗净，煮为糜滤去滓，熬成琥珀色，前一晚不食，至日空腹坐密室，取汁每饮一钟，少时又饮，积数十钟，身体觉痛，如病在上则吐，在下则利，在中则吐而利，利后必渴，即饮已溺数碗，此可不必以涤余垢，饥倦先与米饮，二日与淡粥，次与厚粥软饭，将养一月而沉疴即安矣。须断房事半年牛肉五年。丹溪曰牛坤土，黄中色，肉胃药液无形之物也。积聚既久，回薄肠胃曲折之处，岂铢两丸散所能窥犯乎。肉液充满流行无处不到，如洪水汛涨，一切凝滞皆顺流而去矣。此方传于西域异人，中年后行一二次，亦却疾养寿之一助也。王纶曰：牛肉补中，非吐下药，借补为泻因泻为补，亦奇方也。丹溪治林德方咳而咯血，谓肺壅非吐不可，血耗非补不可，惟倒仓一法兼备，服之而愈。又治萧伯善便浊遗精，亦用倒仓法而愈。又治许文懿公病心痛，用燥药灵丹艾灸杂治数年不效，自分为废人，丹溪发以防风通圣散下其积滞而病稍起思食，然两足难移，次年行倒仓法节节应手，复生子活十四年。又临海林兄久嗽吐红发热消瘦，众以为瘵，百方不效，丹溪脉之两手弦数，日轻夜重，计无所出，时冬月也，以倒仓法而安，次年生子。

饮食辨丹溪倒仓法无理不通，乃自明以后医书群附和之，我朝先辈谓其于人腹中作把戏是矣。

按：倒仓法义取除旧布新，有宣通气机销镕渣滓之妙，用法后加以善养。自此顿改旧观转怯弱为健康，实非寻常药饵所能企及，如嗜鸦片者年久成瘾委顿不堪，暴断之法或用巴豆丸或用黄芩草霜俗呼为茶膏，将肠胃涮洗一过，瘾净后必且肥健逾恒。又如产后热病后调养得宜，亦能脱去旧病，其理正同不足异也。丹溪此法具有传头，未可妄加訾议也。

15

中医中药不为无用

丁仲祜医界之铁椎，绪言云吾国之医学盛行于日本者已千余年，自明治变法以来西医日益发达，皆薄视汉医，以为空疏不足治病，汉医书如《素》《灵》《伤寒》《金匮》《千金》《外台》等皆纵横狼藉于旧书肆，其值之贱不及吾国十之一，而问津者阒无其人。盖汉医之式微已四十余年矣，至明治四十三年即宣统二年有和田启十郎者以十九年之经验特著一书，披沥汉医之真髓剥夺西医之伪装，历举汉医之长比较西医之短，大声疾呼于西医最发达之日本，犹东海壮士于天下慑伏之时，椎秦皇于博浪沙中也，故名其书曰医界之铁椎。吾国近时谈新学者皆疑中医中药为无用，不知中医中药有无用者、有有用者，无用者宜淘汰之，有用者宜表彰之，不可贸贸然以无用二字概之也。和田氏深得中医之三昧，并能博览西医各书，积理甚富，故訾议西医短处颇多中肯之语，操觚率尔可无讥焉。译者之意欲世人知西医之术，尚未发达至完全之域，中国之药及药方亦有突过西人之处，中西各有短长不可偏废，如将中药尽力研究，必有最新之发明，可以代西药之用，可以治西医所不能治之病，谓之世界大发明家可也。承学之士倘能窥寻斯义叹观止矣。若胶柱鼓瑟以为中医之妙尽于是焉，则陋矣。造西药之厂其赀本甚巨，处令日民穷财尽之时，在此数十年内不能开办，若一旦尽用西药则每岁之漏卮或在数千万以外，若中药之煎剂一概不用则各省所产之药材皆

16

成废物，外人以贱值购去为制药之原料，制成后以贵值售之吾国，每岁之损失虽巧历不能计算矣。吾故曰病之可以中药治之者则以中药治之，中药所不能治者则以西药辅助之。如必欲尽用西药则谬矣，吾国有二十二行省之版图岂无特别之药材，历四千余载之经验岂无特效之良方，是在学者之勤求而已。

按：丁氏此序持论极为平允，诚以中国医学肇自轩歧，圣贤辈出具有精义，不过后世学者不能推究本原，非牵拘附会即误入歧途，晚近以来此道尤不可问，究极无聊之人下流贱役之辈亦皆冒医之名，而遂其糊口之计，医之流品愈杂医之学术愈坏，而信用亦扫地无余。西医挟其有统系之学，乘中医疲敝之际，遂得风行海宇日见发达，以现在情形测之，吾恐数十年后中医必将绝迹，与日本维新以后相同，非西医能灭中医，实中医不能讲求精进，以自趋劣败之地耳，惟国学沦亡亦识者之隐忧。矧西药皆属舶来能用而不能自制，漏卮之巨胡可计数，于国计民生皆有绝大影响，惜中国无和田其人者出，扶中医之精微补西法之不足，使我四千年以来之医学衰而能存微而能复振，大彰于天下，俾无知之侪不敢再以无用二字相消，而由医兵看护出身之冒充西医亦可稍戢其气焰，而少杀吾民，真今日不可缓之举也。丁君学术湛深，精研西法，文章道德夐绝当时，故所见为独大，其言中西各有矩长不能偏废，及中药可治之病以中药治，中药不能治者以西药辅助，一洗门户之见，折衷至当询属不刊之论，与余平日沟通新旧，舍短取长之宗旨正相吻合，故录存医话以待识者之论焉。

说保产无忧饮

征以园云：近时有保产无忧饮一方，不知起自何人盛行都下，无论产前何病一概用之，甚而有孕妇人无病亦服之名安胎，而药肆中即以此方并生化汤撮合现成谓之官方药，治胎前产后一切病证更觉可笑。

按：此方用药驳杂不纯，无理取闹，予深恶之，读此实获我心，而陈修园盛称其妙，且赞其撑法如何尤为不解，予尝戏语及门曰：据修园说此方在孕妇腹中作把戏，果如所云亦大好耍子。闻者无不失笑。

说生化汤

产后恶露少或不行，儿枕作痛，此瘀血为患。昔人治此证用失笑散_{生蒲黄、五灵脂}，琥珀散_{延胡索、制乳没}，独圣散_{一味山楂}，生化汤_{川芎、当归、桃仁、红花、炮姜炙}用药虽异其理则同，一言以蔽之曰消瘀而已。今以上三方皆弃置不用，亦由知之者少而惟用生化汤，_{因陋就简}产后不拘有病无病有瘀无瘀，一概服之，_{世界本无事，庸人自扰之}至目为产后官方，相习成风，牢不可破，不亦怪乎。夫产后血液骤虚，_{血液皆属于阴阴亏则阳必亢}，川芎辛窜上行，_{当归亦辛窜，但稍缓}炮姜性热助阳，桃红有破无补，除恶露少而有瘀者不忌外，若产后无病，与夫恶露并不甚少或过多，亦无儿枕痛者，何可轻服。吴鞠通云予尝见古本《达生编》生化汤下注云，专治产后瘀血腹痛儿枕痛_{腹有}

血块，能去瘀生新也，方与病对确有所据。近日刻本直
云治产后百病，甚至有注产下即服者，不通已极可恶
可恨。

按：浦江倪枝维取生化汤原方附以加减法，云统治
产后百病名曰"产宝"，无知妄作，真产科之恶魔也。

枣梨损益辨

前人之言有不可尽信者，如谓枣为百益一损，故有
百益之名。然以予考之，惟干枣补脾有效，若鲜枣则味
虽甘而皮甚坚韧，至难消化，误信百益之说，肆意大
嚼，最易使人胃脘痛、腹泄，历试不爽，余每食之即胸
腹糟杂终回不适，故虽极好鲜枣亦只食一二枚即止。又
有谓包谷煮食能磨积，小儿食之有益。此甚不然，包谷
之皮亦极粗硬难化，食之坏脾作泄则有之，世俗见小儿
食之作泄，遂谓其磨积亦惑矣。惟嫩者无弊，若磨面食
固自佳也。总之食枣宜干不宜鲜。食包谷宜嫩不宜老。
以坏处全在皮也，若少食亦自无妨。昔人又谓梨有百损
一益，亦不尽然。夫梨者利也，性虽冷利，然则人之脏
气喜流通而忌壅滞。梨性之利，益亦多矣。

天 生 磺

庶侯氏《借园偶笔》：滇中多温泉，其作硫磺味者，
下皆硫磺也。浪穹县满城皆热水，土人赖以沐浴，且可
晒以为硝，夷女取以谋生。唯九气台之水作鸡子味，取

19

生鸡子沉之即时提出，其黄先熟，再沉之而白始熟，可见水之补中矣。有石大可数丈，旁有九孔，晨起登山望之，九气间出，上结如云，石下空如龟壳，水气熏蒸，结而为磺，诚至宝也。古人无知之者，乾隆初有僧自峨嵋来，望气得之，官此者必取以为土产。有黄福田者，既竭其所有而去，复塞以瓦砾而磺不可得矣。道光四年，予兼摄浪篆，复空其中，盖之以板在佛座之下，后三十年可复取矣，性中和，盛暑置热酒中服之无害，七十老人可以兴阳。福田无子，服此而岁产一男，同寅戏呼为天生磺云。

　　吾友春东丞_海别驾，生长滇南，游历数省，岁乙酉以省亲入都，与余倾盖如故。尝言箧中蓄有天生磺数两，为世间之至宝。惜北地无人知之，余因历言天生磺始末，东丞深讶之，转询所本，遂出《借园偶笔》示之。东丞喜曰：余正愁天生磺无出处，得此可以无憾，即借纸笔，抄此条而去。

　　注：易在明君与先严多年契友，清末宦游云南，曾寄赠天生磺两余，系淡黄色末，来函云得之浪穹，功力甚厚，迄未能用，至今尚贮藏家中。

呕吐愈噎

　　近世新闻，叶翁_{原阙如千字，俟查出补录}。春日患噎证，至冬益剧，薄粥不能下咽，自分必死，长夜不寐，燃灯枯坐，适几上有炒米半瓶，群鼠欲窃食而不能入口，俄有一鼠衔一箸置瓶中，以口咬箸，又一鼠衔其尾而曳之，瓶遂倒，群鼠争就食，啸呼为乐，叶叟观之不觉大笑，咯出一赤物如新生小儿之拳，顿觉胸前清爽，遂能吃粥，旬日痊愈，又四十余年而考终。

《续微草堂笔记》：周君佑之母病噎，七日汤勺不入口，气奄奄垂尽，或言有少年女医善治此疾，即迎之至，年可三十，语杂俳戏，笑曰，危哉疾乎，幸遇我，无伤也。令以花椒煮水屡漱之，出一白石长可三寸许，为棱六，其末锐隐有红纹若线，纳诸病者口中，少顷化为液，频咽之，又以指摩掐咽喉外，用银簪探吻中，咯咯出一肉片，状若蚪，能蜿动。女言噎人者此物也。然有其二，一居喉一居心坎上，汤下辄隔之，今既出其一，尚当再取之也。于是复治如前法，仍出肉片如前状，随呼为粥，进三四盂，病遂愈。异哉此女，岂有秘授者欤。

《秋灯丛话》：予族人某，贸易京都，染噎证，屡医不效，殆甚，乃东返，无何复驱车北上，众诘之曰将抵家马逸车覆，痰忽上涌，呕吐移时，胸膈顿爽而沈疴若失矣。

《炳烛话旧》云：医士童姓者，居仁和之独山村，一日有谢村人邀之，童命工人操舟往，至则乃患膈证者，心胸胞闷而腹甚饥，食之即吐，不谷食者月余矣。童以开膈调胃之剂治之。其家留饭而酒甚佳，饮之至醉，下船时行步踉跄，工人谓之曰，适买桐油一瓶贮于头舱，幸勿绊翻，童乃曲身，手提油瓶，置之稳处。口中诵曰：桐油桐油，适诵者在岸，问药中当用何引，童方言桐油二字未竟，遽答曰桐油，遂入舱昏然而卧。到家后工人问曰，桐油食之则吐，适才何以加诸药中，童知为醉中呓语也，强辞答之，心念此病不食已久，若一大吐，必至元气散而不救，欲往止之而路远时久，料已服药，遂任其自然。次日将晓闻叩门甚急，童惊，以为病者死矣，使其妻问之，答曰：昨晚服药后急大吐，浓痰无数随之而出，今胸膈已宽，思欲食粥，特请再往视之。其妻恐病家给以往而辱之，答以业已早出，少顷自来。童随潜赴谢探之，病果渐痊。遂至其家，以清理之药而愈。盖病者积痰于上膈，他药不能动，得桐油吐之而始出也。嗣后求治病者无虚日。

痰　核

郭瑞臣，年十五六时手背上生一核以为筋挛也，揉之殊不见消，已历数月，一日与其弟济川舞棒为戏，误击核上，痛极而号，视其核已平塌矣，惟皮下觉有水四滋，从此竟愈。又有栗耀新者，在信义帽店学徒，手背亦生一核，大致略同，屡治未愈。冬夜偶起小遗，被冰滑倒，有核之手误触于地，急视之，核已消矣，皮下亦有水形，此二事皆余所目击。因知恶核一证，大抵经络之痰，结为窠臼，故又谓之痰核也，击之触而消者，大抵窠臼一平，痰无处贮，故仍散归经络耳。嗣阅合信西医略论云，肉筋瘤包中有水如明胶，颇似眼中明火，或似睛珠，常生手背腿足相交处，大如龙眼，治法用棒猛力一打立时消灭，明胶破碎散筋肉间，外用布垫按压布带缠束。又法用小长窄刀或骨刺入，以破胶包使之流出

22

亦能消散，此证忌风气外入，须先以手推移其皮，然后刺之，放手皮还原处，风不自入，仍用膏药护贴云云。深服其体物之精，与余所见适合，彼之所谓明胶，吾则名之为痰耳。

坤顺丹治肝疾暨久咳

药之治病亦有不可解者，世交于丈素有肝疾，时发时止，青皮香附乌药柴胡等药，备尝之矣，迄无效。一夜忽痛极而醒无所为计，适箧中蓄坤顺丹二圆，遂取而服之，痛立止酣睡至晓，竟瘥，于是叱为神奇。嗣病发延医，必嘱其勿照肝疾治，但疏一调经养血之方足矣，人多笑之而不知其由经验中来也，此虽费解，然肝疾确喜润药，观魏玉璜之琇一贯煎方，无非柔润之品而治肝疾有神功。陆定圃以湉王孟英士雄皆亟称之。余每遵用有效，是犹可解也。辛卯春先大父捐馆舍，发引日，北风雨雪气候极寒，余送葬归即咳嗽，服药十数剂无效，日益沉困，不能就枕者月余，痰涎壅盛气息奄奄，金云劳瘵已成，恐无可挽，即自料亦知病之不起矣。比邻姚媪来视云，其家有广东丸药或可疗是证，媪去而药来，视其发单则坤顺丸也，不禁嗤之以鼻。至晚嗽甚，心忽动，取丸用陈酒蒸服，覆杯即卧，一夜安然痰嗽俱减，群以为奇。再询姚媪则药只一丸，昨已罄矣。余从此竟愈，此真索解人而不得，直可以不解解之矣。

23

梅花点舌丹治风毒

尝治一山左人患风毒，俗呼为鬼风疙瘩。旋出旋没其痒钻心，搔爬不停手，自顶至踵几无隙地，烦躁欲死，服清散药三大帖毫无寸效。左手小指忽生一粟疮，自疑是疔，服点舌丹一粒，得黏汗疮消而风毒亦愈矣。嗣承君小洲之西席姚阶平元锡亦患是证，几二年矣，余遂举是药告之，亦一服而瘳。虽云幸中亦必有至理存焉，然究非末学之所能解也。

雪　　莲

《借园偶笔》：雪莲生丽江雪山中，状如荷花，出大雪中，其酸无比，可以壮阳。后阅纪交达公《阅微草堂笔记》，亦载此物，谓生于塞外崇山积雪中，状如今之洋菊，俗名西番莲其生必双，雄者差大，雌者小，然不并生，亦不同根，相去必一两丈，见其一再觅其一，无不得者，凡望见此花，默往探之则获，如指以相告，则缩入雪中杳无痕迹，即剗雪求之亦不获矣。

《金川琐记》：雪莲生深山积雪中，独茎无叶，其花淡红色，土人采取者，结伴裹粮，穷搜雪窖，有见潜往采之，苟语言指顾即失所在，编索不可得。夷俗谓此品山神最贵惜云。

按：丽江极南，塞外极北，相去数万里而皆产此莲，又皆生于雪山中，其为阴极阳生可知，故虽生极寒之地而性极热，浸酒为补剂，多血热妄行，成用合媚药其祸尤烈，药讵可轻试乎哉。

注：街市上时有卖雪莲花者，谛视之，色正紫味芳香，云自西藏带来能治多病，因决其为伪物，多方侦查，始知不是雪莲，乃由药肆中用数文钱买辛夷，又名木笔花剥去外皮，温水浸开，冒雪莲之名以欺人，实江湖诈骗之术也，可为发笑。

《吴　鞠　通》

《山斋杂录》：魏了翁跋司马文正公帖云，小人败坏国家浸不可支，然后以君子救之。小人常居其逸而幸免，君子常处其难而受责。予按昔京师有名医吴鞠通先生，著《温病条辨》六卷，其疗病之方真有出奇制胜者，然颇有杀人之名，盖病家常以庸医治坏之证请先生治之，而先生又不肯辞，故往往一药而毙，即归罪于先生，岂知乃前医败坏之耶，此正与了翁所言，小人幸免君子受责相同。

按：鞠通先生所著《条辨》一书，大醇小疵，殁后名誉大起，言温热者无不圭臬奉之。先生婿围君立斋，得先生传亦精于医，与居停庆秋泉锡总镇相善，尝于辑验方一帙赠之。乙丑庚寅间，予主秋泉家犹于案头见之，时秋泉年八十余，立斋已故去有年矣，闻秋泉言鞠通尚著有医医病书若干卷，云曾在立斋处一览，是书予物色有年竟无知者，岂年久散轶欤。

鹿衔草

《铁笛亭琐记》：余自十八岁咯血遂成肺痈，痰作五色腥不可近，唾地隔日虫蠕蠕然，于是九年大病，且死者数矣。一日可翁之第三世兄次伯见予病，言有灵药治之立愈，明日出枯枝上缀焦叶三数，验之似作深红色而干者名鹿衔草，令合肉煮之，但饮其液，凡二次病霍然，今四十余年患不作矣。感良友之情不能不传其方以告世之同病者，闻此草多产云南，福建闻亦有之。

治心漏方

亮果厂崇姓，圉人赵某患心漏已三载，就余治之，余因外科家追蚀药不能施之心口，辞不治意必死于是疮矣，隔二年迁其同事李某，云赵疮已愈，询系何人治好，云半年前有人传一偏方，用初生男孩脐屎青布摊贴遂获痊。

按：此证最险，医书绝少验方，故余亦不能治，得此可以释憾。

鸭蛋子治刺猴

故居停德健斋康言，尝见同里甲乙二人赌酿，缘甲面生一刺猴，乙见之教用鸭蛋子治，甲不信曰只闻鸭蛋子治痢，何云治刺猴乎，乙请质之于附近药肆二某先生，先生只是甲而非乙，乙不服，约面试，不验甘任酒食罚，幸而效，当叩二公惠，甲与某先生皆笑诺，即肆中取蛋子捶破，取半仁，将猴略刮破罨上，嘱毋触落，隔日揭去即愈，试之果然。于是甲与某先生作一东道，请乙而大嚼焉。余时额上亦有刺猴，屡治不愈，闻言即购鸭蛋子来，如法治之，根遂除。至乙丑囟门间又生一刺猴较前颇大，思治之而未遑也。一曰剃发，待诏误刮猴破，血涔涔不止，因饬其到药肆为购鸭蛋子一枚，取仁罨上，越日忘揭，觉囟门间作楚，对镜一照，见四围已溃微脓，急除去之，刺猴亦愈。由此余知鸭蛋子之性，大不平善且有毒，无怪前人用治休息痢，必以龙眼肉包服也。盖外用既能蚀肉，内服焉免腐肠，以龙眼肉包之而服，用其气不用其质，意深哉。

足跟生猴

前方治刺猴固甚验，惟足跟生猴恐未必效，或问从未见有生猴者，余曰足跟之猴与他处所生不同，患此者足跟有肉钉凸出，痛苦异常不能履地，前岁有素识贾某问方于余，余谢以不知，盍召修脚待诏视之或有法，遂别。后此总未见，年余又遇于大市街，问其所苦，已痊愈。据云别后曾唤一待诏视足猴。据云非用刀修不可，但修之必大出血，君年老焉敢试手，辞去。嗣有人传一方，用黄蜡一块，每切少许粘患上，用鞭杆香火对蜡灼之，以蜡化为度，日数次，云并治刺猴，如法治之，不半月而瘳。

莱菔治癃闭

高星阶言，有人患小便癃闭，腹胀欲死，卧于道上不能行走，观者如堵墙，顷有李某从此经过，众呼李先生来，现有病人即祈医治，李问讯一过曰是不难，快找大莱菔一枚，入火内烧热，将最上一层剥去以免过热，于中挖一槽，乘热合阳具上即愈。如法治之，少顷将莱菔一揭，溺如泉涌，腹胀遂消，此法较用药直捷多矣，故志之。

今药剂重于古

汉方简质，药以两计，每方不过四五味，多则五六味，又分三服，且古今权量不同，汉之一两折今之七分六厘，历有明征。近有食古不化之徒，摹拟汉方动以两计，人目为某大剂者，皆坐不知古今权量之不同也。曷弗读王绳林考古权量说，_{今刻入《吴医汇讲》}免致误人。又以今医用药杂乱无章，动辄二十余味，以每味三钱计之，重至六七两，是今方重于古者且数倍矣，乌乎可。

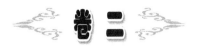

卷 二

干 霍 乱

谨按此卷各条皆读《冷庐医话》时所著，今特于首段标出，余皆省去以清眉目而免重复。

《冷庐医话》：干霍乱心腹绞痛，欲吐不吐，欲泄不泄俗名绞肠痧，不急救即死。法宜饮盐汤探吐，外刺委中穴腿弯处多用热水急拍红筋高起刺之出血即愈亦妙。此证王宇泰《证治准绳》谓由脾土郁极不得发停食，以致火热内扰伏暑，阴阳不交非不交也乃闭塞不通耳，而吴鞠通《温病条辨》谓由伏阴当云伏暑与湿相搏，证有阴而无阳邪说误人，方用蜀椒附子干姜等味此治阴霍乱之药，干霍乱下咽立毙，窃谓干霍乱亦如湿霍乱言湿以别干，其实并无此名。有寒有热模棱语，当审证施治，不得专主热剂。吴氏书阐发治温病之法，辨论详晰，卓然成一家言揄扬太过，惟此论尚局于偏，吴氏三焦条辨可议处甚多，皆经人指摘，不止此论之偏也，而以此论为最谬恐误来学特正之。

又云：绞肠痧即干霍乱，《温病条辨》谓由寒湿，其驱浊阴以救中焦之真阳，方用附子干姜等热药。《伤寒论汇言》谓此证得之夏秋间，或见腹痛脉沉，误作阴寒治之，一进热物汤茶酒药等，即刻闷乱而死。二说截

29

然相反，余谓此证寒热皆有之，医者切宜审慎用药。迟疑瞻顾由于见理之不真。

按：阳霍乱是闭证，阴霍乱是脱证，干霍乱则闭证之甚者，故欲吐不吐欲泻不泻，心腹绞痛，痛则不通。此暑食内闭之证，宜开通忌壅塞明矣。得吐泻则愈。陆定圃于此证阅历未深，茫无定见，两引温病条辨，虽心知其偏而模棱两可，不能直斥其非，适足以误来学而已。窃谓霍乱证但分脱闭，不必更论阴阳，更不必再提干湿。庶免多歧之误。

沈辛老云干霍乱以生芋杵汁，下咽即生，远胜盐汤探吐也。治吊脚痧外治方中有母丁香揙桂心倭硫黄等大热之药，而陆定圃谓干霍乱亦可治，误人甚矣。

客中闲集，张甲侨居司徒察谟家，远出数宿，谟昼眠梦甲云暴病心腹疼腹满，不得吐而死。所谓病干霍乱可治而无知其药，故死耳。但以蜘蛛生断去脚吞之必大吐则愈，后有干霍乱者试用辄应。

治暍死方

上略治中热卒死，古方蒜泥井水法最良。吾里孔雅六学博宪采言，尝于酷暑中见一老妪倒地，口眼尽闭，鼻无气息，急令人以蒜头两颗研烂，取路上热土日晒处净土是也，污泥不可用。新汲井水一碗调匀，以箸启其齿灌之，五七匙后始受而作呕，灌尽大吐有声，手足亦渐舒动，至黄昏后方苏。自云烈日中行十余里心烦口渴，啖麦饼晕闷而绝，不自知也。投以此方暑食俱得吐去而人乃苏，后屡治中暑者均效。

避暑录语，崇宁己酉岁，余为书局时，一养仆为驰马至局中，忽仆地即绝，即以五苓散、大顺等灌之，皆不验。已逾时同舍王相使取大蒜一握，道上热土杂研烂，以新水和之，滤去滓，刿其齿灌之，用乌梅搽之则齿开。有顷即苏。至暮此仆复为余御而归，乃知药病相对有如此者。此方本徐州沛县城门，忽有板书钉其上，或传神仙欲以救人者，沈存中、王圣美皆著其说而余亲验之。

桑 白 皮

《金匮要略》王不留行散自注云，如风寒，桑东南根勿取之。后世注释家谓风寒、表邪在经络，桑根下降，止利肺气不能逐外邪，故勿取之。吴鞠通推阐其义谓桑根之性下达而坚结，由肺下走肾者也，内伤不妨用之，外感则引邪入肝肾之阴而咳嗽久不愈矣。地骨皮为枸杞之根，入下最深，力能至骨，有风寒外感者亦忌用之。其说详见温病条辨，可补诸家本草之阙，近世医士能细辨药性者少矣。丙辰秋，余戚吴氏妇，偶感风寒咳嗽气急，某医诊之，用桑白皮为君，咳嗽转剧，急令勿服改用杏苏散加减乃愈。

按：今医于风寒咳嗽初起，除桑白皮外，更用贝母麦冬等阴柔之品，甚至用五味子。务将风寒痰热一齐关在肺经，不成痨病肺痈不止，群儿梦梦误尽苍生，安得亿万，吴鞠通大声疾呼以警醒之也噫。

薄荷不可多用

薄荷气清轻而升散最甚，老人病人均不可多服。台州罗镜涵体质素健，年逾七旬偶患感冒无汗，以薄荷数钱煎汤服之，汗出不止而死。舅氏周愚堂先生桢患怔忡甫痊，偶啖薄荷糕，即气喘自汗不得寐，药中重用参芪乃安。

按：薄荷在表药中较为平善，且不可多用，其他可知，俗医遇时感证，类聚辛温发表之药以害人，殊堪痛恨。

雪水治疫

冬雪水，救时疫大热证获效最速。余至杭州每遇冬雪即取藏坛中，咸丰戊午四月，舆夫王姓发热身肿，呕吐不食，心口大热，似有一大块塞住胸间，病逾十余日已危笃，其妻来求药，乃以雪水与之，饮一大碗即安睡，半时许遍身大汗，身凉思食而痊。

《友渔斋医话》：一人七月间病热，日夜炎炎不解，医用杏仁薄荷芩连之类解肌退热，数服无效，病经旬日，其人开张药铺略知医药，因谓同伴曰，前服所药甚为对证而不瘳，我殆焉哉。热病服清解药无效者俗名铁伤寒难治。惟心中想冷饮，热病想冷饮尚是顺证，若天生逆证必反想热茶。同伴咸谓闭塞腑气不与，病者无可如何，又经数日适无人在旁，因意床下有雪水一瓮，乃勉力支撑掀盖，连饮数碗，即醅睡卧床下，汗流遍身，及觉即思粥饮，身凉脉静矣。

柴胡之炮制谬

按：《本草经》云，柴胡气味苦平无毒，主心腹肠胃中结气，饮食积聚，寒热邪气，推陈致新。细绎经文柴胡乃肠胃药，非少阳胆经药也。仲圣于伤寒少阳证立柴胡汤一方，是因本经柴胡下有治寒热邪气字样，故假借用之耳。后世不察，遂谓柴胡专入肝胆二经，且附会曲直作酸之理而用醋炒，何其谬哉。其用鳖血拌炒者尤为无理取闹，更不足责矣。陆定圃通人何以蹈此恶习。

雄黄内服宜慎

误食头发成症，胸喉间如有虫上下来去，古人以入土旧木梳菌煎汤饮之，此物不可得。一方用雄黄五钱_疑系五分之误水调服。

《医方丛话》引《居易录》云：彭羡门孙遹少宰傅治肿毒初起方，鸡子用银簪插一孔，用透明雄黄三钱研极细末入之，_{一鸡子如何能容雄末三钱，语欠明晰}仍以簪搅极匀，封孔入饭内蒸熟食之，日三枚，神效。

《丛话》又引《归田琐记》云：吾乡每过端午节，家家必饮雄黄烧酒，_{因迷信而成恶习惯}。近始知其非宜也。《一斑录》云：雄黄能解蛇虺诸毒而其性最烈，用以愈疾多外治，若内服只可分厘之少，更不可冲烧酒饮之。

33

有表亲钱某，于端午大饮雄黄烧酒，少时腹痛如服砒信，家众认为痧，百计治之，有知者云雄黄性烈得烧酒而愈烈，饮又太过是亦为患也，急觅解法而已无及矣。

按：雄黄经化学家核得中含砒二硫三，故其性毒烈。冷庐医话治发症用至五钱，已为过当。《居易录》治肿毒初起，鸡子一枚，用雄末至三钱，以一日三枚计之，是日服雄末九钱矣，有是理乎，陆定圃王渔阳皆通人，乃道听途说若是，观《一斑录》所纪可以戒矣。后二则丛话两引之前后矛盾，竟不自知，徐沉青亦非了了者。《丛话》又引焦氏说楛云，宋宣和间有妃嫔病嗽，侍医诊治无效后，遇卖药者以十钱得十帖携入，进之一服而瘥，以百金购其方，乃天花粉青黛。按此事见《本草纲目》蛤粉条下，乃宋徽宗宠妃病痰嗽面肿不寐，李防御治之，三日不效当诛，李技穷忧泣，忽闻市人卖嗽药一文一帖，吃了今夜得睡，色淡碧，李市之，恐药犷悍先自试觉无害，遂并三帖为一以进妃服之，是夕寝安嗽止，面肿亦消，帝大悦赐直万金，李不知其方，惧得罪伺得市人重价求之，乃蚌壳煅粉少加青黛也，以淡盐水加麻油数滴调服，说楛误蛤粉为天花粉，《丛话》不加辨正，何其疏也。

好用贵药者鉴

徐灵胎《慎疾刍言》曰：少时前辈老医必审贫富而后用药，尤见居心长厚，况是时参价犹贱于今日二十倍，尚如此谨慎，即此等存心，今日已不逮古人矣，此言真可砭俗，近时所称名医，恒喜用新奇之药以炫其博，价值之昂不计也，甚至为药肆所饵或为僮仆所求。凡诊富人疾必入贵重之品，俾药肆获利诊富人疾用贵重之品犹可说也，今医虽诊中，下户人之疾亦必用贵重之品何哉。

《潜斋医学丛书》赵序略云，其用药不尚珍贵以糜人财，苟能中病，虽寻常耳，目前之物信手拈来，皆成妙用。

《潜斋医学丛书·医砭》上略《古今医案》载：叶天士治朱怀音案云：渠用贵重之药，必自信为名医，但多费病家之财，与病毫无干涉，即庸医也。及观徐公之论则虽用对症之药，尚须审其贫富，况与病无涉者而可多费其财耶。

世少真伤寒

上略莟南吴坤安贞又著《伤寒指掌》四卷，以南方近日之伤寒大半属于温热，北方亦何不然。治法与伤寒不侔，伤寒入足经而温邪兼入手经，伤寒宜表而温邪忌汗，伤寒药宜辛温发表。而温邪药宜辛凉，清解。苟不辨明必有误治，故其书既述六经本病，而特参以温热立论兼及类伤寒之证，先古法后新法，新法亦不能出古法之范围条分缕晰既精且详。下略

又云：吴郡某医得许叔微《伤寒九十论》，奉为秘本，见其屡用麻黄汤，适治一女子热病无汗，谓是太阳表证投以麻黄，汗出不止而殒。盖南人少真伤寒，北人真伤寒亦不多见。凡热病无汗以紫苏亦宜少用葱白豆豉薄荷等，银翘桑菊皆是治之足矣。

按：治温病非不可用麻黄，惟须与石膏同用，化辛温为辛凉，麻黄一二钱君，以生石膏数两。便无过汗之弊，仲景麻杏石甘汤何尝不治温病乎。

用热补宜慎

南海何西池梦瑶中略生平笃嗜医学，成进士为宰官，不得志乃归田行医，所著《医碥》七卷刊于乾隆十六年，自序云，或云方今《景岳全书》盛行，桂附之害，等于昆冈，子作焦头烂额客数矣。人咸谓子非医病实医医，是书出其时医之药石欤。

凡例有云，后人动议刘河间朱丹溪偏用寒凉，矫以温补，立论过当，遂开酷烈之门。今日桂附三毒等于刀锯，梦瑶目睹其弊，不得不救正其失，初非偏执。

世俗喜服热补药如桂附鹿胶等，老人尤其，以其能壮阳也。不知高年大半阴亏，服之必液耗水竭，反促寿命，余见因此致害者多矣。

张介石谓《医贯》以六味治伤寒其言如酲，黄元御云：钱仲阳乃作六味汤丸以补阴亏，薛氏推阐其义以治男女劳伤各种杂病，张氏、赵氏、高氏、吕氏祖进而发明之，遂成海内恶风，致令生灵夭札。叶天士谓景岳以大补中饮治温邪时疫，言滋阴可以发汗，真医中之贼《归砚录》云：更有富贵之家，有病不肯去邪，惟喜立斋景岳之言，乐于补塞，岂知其害较克伐尤烈，其死乃在一朝半日，或旬月之间。盖赵氏喜用六味张氏喜用参桂，立言一偏遂滋流弊，今二书盛行于世，读者必详察其失而节取其长，斯可矣。

杨素园照藜云上略，汉唐祖述轩岐且有矩矱，至和剂局方出，纯任刚燥，而古法一变，然固证施治之规，尚未敢紊也。丹溪、河间诸贤犹起而立矫其弊焉，至薛立斋、张景岳之说出，提倡温补，天下翕然宗之，并古人审证查因之法概置勿论，而直以一补毕其事，遂令举世之人甘心赴死不知其过，嗟夫事变日益滋，学术日益陋，病机日益幻，医术日益卑，岂真劫运使然哉，何汶汶若此。

周光远镂偶于旧书中检得无名氏抄本一册，所录多岐黄之言，内一条云附桂回阳在一二帖之间，万一误投害亦立至，功过不掩，其性之毒烈也，概可见矣，奈世人不知药为治病而设，徒以贪生畏死之念，横于胸中遂不暇顾及体之有病无病，病之在表在里，但闻温补之药无不欣然乐从者，模棱之辈趋竞存心，知其死于温补而无怨恨，乃衣钵相传不必察其体病脉证之千头万绪，仅以温补之品二十余味相迭为用，即成一媚世之方，且托足金匮之门，摹拟肾气之变。盖知熟地之阴柔可缚附桂之刚猛，误投不致即败，偶中又可邀功，包藏祸心文奸饰诈，何异新莽比周公，子云学孔圣哉。人以其貌古人而口圣贤也，多深信而不疑。迨积薪既原突火顿然，虽来烂额焦头之客，其不至于焚身者幸矣。较彼孟浪之徒误投纯阳药致人顷刻流血而死者，其罪当加十等，诛心之论救世之言，知我罪我不遑计焉。王孟英土雄亟赞之曰，剿汉学以欺世由来久矣，徐灵胎无此透彻，可与原道并峙，当考其姓字于仲景先师庙内，建护圣祠以祀之。

沈愚录云：人于身死之后，其面或青或紫，手足指甲或为青黯或为紫黑，口鼻或为血出或为偏身青紫，更或有肉为肤裂而脱落者，岂尽因服砒鸩而然，而参附为尤甚，人第沉溺于补之一字，尽为迷惑，莫之或悟反云服以参附亦不奏功，竟以委之天数，抑何愚之至，而天数之冤，何日而得洗哉。

《重庆堂随笔》云：人之误于温补者为独多，究之擅用温补之药者，不但初无害人之心，亦有活人之意，只因食古不化，识证不清，虽误人至死而不自知其非，自不知非则自信日坚，甚而著书立说，以自误者误后人，后人不察亦误信其自信者而贻误于世，以误传误，误无止底，而疡科则尤甚焉。

说引火归元 元原作源误

世人袭引火归元之说，以用桂附，而不知所以用之法，动辄误人。今观秦皇士所论，可谓用桂附之准特录于此。赵养葵用附桂辛热药温补相火，不知古人以肝肾之火喻龙雷者，以二经一至乎木一主乎水，皆有相火存其中，故乙癸同源。二经真水不足则阳旺阴亏相火因之而发，治宜培养肝肾真阴以制之，若用辛热摄服岂不误哉。夫引火归元而用附桂实真阳不足无根之火，为阴邪所逼失守上炎，如戴阳阴燥之证非龙雷之谓也。何西池曰：附桂引火归元为下寒上热者言之，若水涸火炎之证上下皆热，不知引此火归于何处，此说可与秦论相印证。龙雷之火肝肾之真阴不足，肝肾之相火上炎水亏火旺，自下冲上此不比六淫之邪，天外加临而用苦寒直折，又不可宗火郁发之而用升阳散火之法，治宜养阴制火六味丸合滋肾丸及家秘肝肾丸 地黄、天冬、归身、白芍、黄柏、知母共研细末，玄武胶为丸。之类是也。

　　《重庆堂随笔》注云：<small>上略</small>肾水虚致令下焦之火上炎，此一火也，治宜六味丸之类，<small>若滋肾丸大补阴丸皆是。</small>补水治火，此水涸火炎之证上下皆热，医者动用桂附辄云引火归元，不知引归何处，以致酷烈中土，烁涸三阴，杀人如麻为祸甚大。肾阴盛<small>校阴盛即寒盛</small>逼其浮游之火上升，又一火也，治宜八味丸之类引火归元，此下寒上热之证，故用桂附补火不可误投于阴虚证也。

　　《归砚录》引慈溪童杙庐《存心稿医案》，吕氏妇病两旬，延奈视之，甫入室病人裸衣而卧，神识不清，犹自掖被掩其胸，<small>非热证神昏矣。</small>及按脉细而无神，目瞀内烦，咽痛不能容汤水，身冷如冰，汗出如洗。余思仲景云大寒反汗出，身必冷如水，咽痛目瞀者龙雷之火上炎也，<small>当云阳戴于上也。</small>用熟地一两、桂附各一钱、菊花三钱煎成冷水浸凉服之，诸病如失，即索粥饮，次日再一服，随以大补之药十余帖而安。愚按大寒反汗出乃阴盛格阳于外也，故身冷如冰，咽痛目瞀者阳戴于上也。凡格阳戴阳皆是虚阳外越所谓内真寒而外假热，故可以桂附引之内潜，不可误谓龙雷之火上炎也。夫春分龙见而雷乃发声，秋分龙蛰而雷乃收声，是龙雷之火必炎于阳盛之时，人身一小天地，肝为角木，震为雷龙，雷之火即肝火也。必肾阴虚者肝阳始炽，致生龙雷上炎诸证，治宜壮水制火。设昧此义而妄援引火归元之说，不啻抱薪救火矣。古书辨别不清贻误非浅，惟叶天士先生《景岳发挥》，《冷庐医话》云：《景岳全书发挥》世皆知为叶天士之书，<small>按武进曹畸庵禾医学读书志谓此书为梁溪姚球所撰，坊贾因书不售剜补桂</small>

39

名，遂致吴中纸贵。按近人李声霆公《余医学录》云：《景岳全书发挥》为姚挥真著，坊间托名叶天士撰，颐真或即球字，俟查。何西池先生《医碥》发明最畅，学者所当究心也。

《三指禅》云：龙雷之火潜于火中，得温暖则藏，水冷则火升、咽痛唇裂、口渴面赤，投以桂附，温其窟宅而招之，火自归乎原位，本草所以有能引火归元原作原之语，世医不察，概施之无水并邪火之证，人之死于非命者，无冤可诉。下略

臧张问答 臧寿恭问张梦庐答

问：闻先生治疮疡不用升药何也。答：升药即汉之五毒药，其方法见疡医后郑注，自来疡医皆用之。然诸疮皆属于心，心为火脏，又南人疮疡皆由湿热，若更以刚烈烧炼之药，弱者必痛，伤其心气，强者必反增其热毒，此所谓不可轻用也。

王洪绪《外科全生集》云，痈与疽截然两途，红肿为痈治宜凉解，白陷为疽治宜温消。又云惟疔用刺，其余概不轻用刀针并禁升降痛烂二药。无独有偶。

按：治外科古今无纯仗服药之理，今既废升降而不用则腐何由化，肌何由生，养痈贻患谁之咎欤。升降为外科家不可缺之要药，其渊源最古具有传头，方如不佳何以传至两千年不废。予不敏得师指授，三十余年所愈外科大证不可胜数，皆升降之力也。张梦庐王洪绪于升降轻加訾议，皆未得正传之故耳。降丹猛烈作痛疔疮宜之，升丹平善不痛诸疮皆宜。

注：谨按周官疡医以五毒攻疮，注五毒即礜石等，今之升降二丹皆由礜硝等烧炼而成，即古之五毒也，可见治疮用升降实遵古法，未可妄加訾议也。

《 杀劳虫方 》

《齐氏医案》载，救劳杀虫丹：鳖甲一斤酒醋浸透茯苓五两熟地山药沙参地骨皮各一斤山萸肉八两白芥子白薇各五两人参二两鳗鲡鱼重一斤余或二斤更好，先将鳗鱼捣烂，和前药为细末，粳米饭碾成丸，梧子大，每夜五更时洗脸北面；向天念北斗咒北斗咒云：瘰神瘰神害我生人，吾奉帝敕服药保生，急急如敕令。七遍，即以开水送丸五钱，服毕南面吸生气入腹中，烧降香置床下，午时又依前法吞服。曾以此法治曹三思服至半料，虫尽化水，由小便下状若稀糊，半载而康连生五子。按：《仁斋直指》劳瘵方有北斗咒其辞相同，其药则异，又有用天灵盖并咒，不若齐氏方之纯正。

《居易录》载：阿魏散治骨蒸传尸劳，寒热羸弱喘嗽，方亦载《续夷坚志》，阿魏三钱研，青蒿一握细切，向东桃枝一握细剉，甘草如病人中指许大，男左女右，童便二升半，先以童便隔夜浸药，明早煎一大升，空心温服，服时分为三次，次服调槟榔末三钱，如人行十里许时再一服。丈夫病用妇人煎，妇人病丈夫煎。合药时忌孝子孕妇病人及腥秽之物，勿令鸡犬见。服药后忌油腻湿面诸冷硬食物。服一二剂即吐出虫或泄泻，更不须服余药。若未吐利即当尽服之，或吐或利出虫皆如人发马尾之状，病即瘥。又云：此方得自神授随手取

41

效。陵川进士刘俞字彬叔，传吐利后虚赢魂魄不安，须以茯苓汤补之，茯苓茯神各一钱、人参三钱、远志去心三钱、龙骨二钱、防风二钱、甘草三钱、麦门冬去心四钱、犀角五钱剉为末，生干地黄四钱、大枣七枚、水二大升煎作八分，分三服，温下。如人行五里许时更一服。谨避风寒，若未安隔日再作一剂。以上二方须连服之。犀角五钱疑系五分之误。西溪丛话，许叔微精于医，云五脏虫皆上行，惟有肺虫下行最难治，当用獭爪为末调药，于初四初六日治之，此二日肺虫上行也。

《龙城录》：贾宣伯有神药能治三虫，止熬黄檗末，以热酒沃之，别无它味。下略

刀针施用宜慎

42

南方有割螳螂子之术，小儿蒙其害。徐灵胎《兰台轨范》详辨之，谓即姤乳法，用青黛一钱、玄明粉三钱、硼砂一钱、薄荷五分、冰片一分，同研细擦口内两颐，一日四五次。北方有割瘝之术，妇人蒙其害及小儿，吴鞠通《温病条辨》杂说辨之，谓瘝字考之字书并无是字，焉有是病。此皆庸俗伪造其名而劣妇秘传其技，藉以欺世图利者，明识之人慎勿为其所惑。

按：北方中下户小儿患疳积者，不术医诊治，专找一种下等社会之人，如剃发匠、修脚匠、裁缝、媒婆、佣媪等为之针儿手食指，谓之扎积。其最悍者用刀割儿食指剔出肉缕，至为酷毒，谓之割积。夫疳积在腹内不在手，针割食指有何益哉，而愚者信焉，妄为者传焉，使小儿受无限恐怖，抑何忍心。

又按：世俗遇时疫白喉亦妄动刀针，致轻者重重者死，庸医之罪可胜诛乎。

《 暑 疫 》

表弟周克庵学正土燮熟精医理，道光丙午夏暑风甚剧，时疫大作俱兼喉痛，亡者接踵，医皆束手。克庵家病者甚众，亲自疗治获痊，悯世医之寡识，为作论曰暑风由口鼻而入，时冷秽气亦由口鼻而入，先伤上焦手太阴肺经，其始见症也，或喉痛而腐或不腐，洒洒恶寒，蒸蒸发热，有汗不解，遍体现红晕，舌白腻，首用辛凉平剂，连翘、薄荷、荆芥穗性升散不妥、金银花、淡豆豉、牛蒡子，苦桔梗不妥、杏仁不妥、玄参性滋腻不妥、紫马勃不妥、栝楼皮、白茅根，竹叶可随证选用以表泄表风，兼宣秽浊，其继也但热不寒喉痛仍在，痰延稠腻目红多眵，舌绛无苔，红痛杂以白疹，烦渴瞀闷躁扰不安，寐则自语醒则神情，状类犀角地黄及白虎汤证，不知肺卫与心营甚近，此系肺热侵通包络，未尝竟入营分，以神不昏昧辨之，此时遽与犀角是开门揖盗也。俗治温热病动手即用羚羊角犀角，邪本在肺胃乃转引之入肝心，转病致重职是故尔。或识蒙窍阻犀角并牛黄清心丸，至宝丹亦不在禁例。至白虎证脉洪大自汗不止口渴无度，遵古法服之诚无误。倘用不合法，恐肺经之邪热无出路致下迫大肠而为痢也，宜用川郁金不妥黑山栀宜生用若炒黑则为无用之物矣、栝楼皮、芦根、竹叶、桑叶、杭菊之类，以廓清热邪，泄秽气。如毒重者甘草、人中黄、大青叶、板蓝根亦可随意加入。再兼证或有身痛肢软此欲转痛风，又名历节风。即暑风流走肢体，参用防己、秦艽不妥，桑枝一二味。不济事宜，参用黄檗、木通，便燥，加川军外搽樟脑精。可也。总之此证留恋于太阴肺经居多，故用药宜轻清宣解，不必用苦寒沉降之品，诛伐中下二焦无过之地。

热病愈后往往归之于足，发热肿痛不治则痛甚而死，或致残废，如截足风之类。

咸丰戊午春，余母周太孺人偶发寒热忽患此证，时余在杭，内人周婉霞在家侍奉，检医书一方，用广胶一两，入糟醋姜葱汁四味，烊化成膏，摊纸或布上，贴患处痛立止。糟入醋中，将糟凿碎调匀，滤出汁去糟渣勿用，姜汁不必多只用少许，葱汁较姜汁多一半，糟醋汁须三四倍于葱汁。

庚申冬初姬人李氏患伏暑，愈后两足肿而不红，其痛尤剧，服去湿清热药不效，用此方治之痛亦止，真神方也。因忆道光年间邻人陈氏妇曾患此证，诸医莫能疗治，后以足浸冷水中，号呼痛绝而殒，惜当时未得此方拯之，特详志于此，愿有志者广传焉。

王孟英上略更有愈后手指足缝出水，速投米仁三两、茯苓三两、白术一两、车前子五钱、桂心一钱，名驱湿保脱汤，连服十剂可免脚趾脱落，此即谚所谓脱脚伤寒也，亦不可不知。

《重庆堂随笔》注，温病虽能成疫而治温治疫有殊。吴又可混同论治未免粗疏，且不知暑热亦能成疫，乾隆甲子都中暑疫热死者无算，徐后山柳崖外编尝言之，嗣有余师愚专论热疫，惜其书未甚流行耳。

喉证用甘桔汤宜慎

张明经患春温，恶寒发热，喉烂，医用甘桔荆防牛蒡等味，病不减。

《重庆堂随笔》云，桔梗开肺气之结，宣心气之郁，上焦药也。肺气开则腑气通，故亦治腹痛下痢。昔人谓其升中有降是矣，然毕竟升药，病属上焦实证而下焦无病者固可用也。若下焦阴虚而浮火易动者即当慎之。其病虽见于上焦而来源于下焦者尤为禁剂，昔人舟楫之说，最易误人。夫气味轻清之药皆治上焦，载以舟辑已觉多事。质重味厚之药皆治下焦，载以上行更属无味。故不但下焦病不可用，即上焦病亦惟邪痹于肺、气郁于心，结在阳分者始可用之，如咽喉痰嗽等证。惟风寒邪闭者宜之，不但阴虚内伤为禁药即火毒上升之宜清降者，亦不可用也。

王孟英书桔梗汤后云，虽以桔梗名汤而倍用甘草以为驾驭，后人改称甘桔汤是矣。但须审证而投不可泥为通治咽痛之方也。黄锦芳医案求真尝论及之，医者不可不知。

小儿感证发痉

上略其有热邪深入发痉者，表邪深入，即能发痉，不待化为热邪。亦宜以此疗之。方欠妥故不录。世人遇小儿患此证者妄谓惊风用针挑之，走泄真气阴阳乖逆转致不救。

咸丰戊午秋日，仁和司训吴蓉峰之孙女十二岁。冒暑神昏谵语发痉，余以前药投之，此系暑风法宜川连杭菊六一散之类，以祛暑前方甚不对证。蓉峰之室人复延女医视之，谓是惊风以针挑之，次日病势转剧而殒。余甚讶药之无灵，犀角羚羊角玄参生地引邪入里，纵不用针挑亦必不救。深以为歉。庚申秋日避难北车塔村，村中陈氏儿发热神昏谵语发痉，余仍以前药与之，服药后酣睡汗出似有转机，忽其戚某医来视谓是惊风，以针挑其胸腹，其汗遂敛病益加重，至夜即毙。同时余又治二人病情相同，皆用前药得痉则皆不用针挑者也。始知前二人之死非药之咎，据我论药咎居半，针之咎亦居半。实由误认惊风而用针挑耳。

按：小儿陡然作烧，继即害怕继即作搐，此受外感是为表邪，其作搐理由，因表邪既入，正气拒而不纳，邪正交争致有此候。其邪或由皮毛而入感冒或由口鼻而入，温热时疫宋以前统谓之痉证，无汗为刚，有汗为柔。宋以后名之为惊风，惊即痉之讹字，以音近而误。因其发于仓猝故又名急惊风，命名一误，其错遂不可收拾。谓由受惊吓所致，病家医家异口同声，聚九州铁不能铸此大错。妄用抱龙丸、镇惊丹、截风锭、七珍丹、保赤万应散，俗名匣儿药，与七珍丹皆以巴豆霜为君，病在表面攻其里，反引邪深入病必加剧。以及朱砂、金箔、牛黄、麝香、全蝎、钩藤、胆南星、天竹黄、琥珀等香窜镇重之药，作俑于宋之钱乙而谬种流传至今不息。以破耗正气使表邪得以乘虚内陷，譬之贼至不知捍卫反自撤藩篱，延之入室有不被其戕害者耶，治法宜治其本病，不必亟亟止搐，本病愈而搐自止。由感冒发痉者用辛温发表，荆芥、防风、紫苏、杏仁、生姜之属。由温热发痉者用辛凉解表。薄荷、豆豉、桑叶、甘菊、葱白之属。其因何发痉何以辨之，以天时辨之，天时寒冷作感冒治，天时温暖作温热治，天时不正作时疫治。推之受暑发痉者，俗名暑风痘疹郁而不发出痉者皆宜，但治其本病，本病愈而搐自止，与此同一理也。

又按：予十五岁时读喻氏三种，见有小儿伤寒似惊风论一篇，嗣读瘟疫论又见有小儿瘟疫似惊风论一篇，心殊疑惑，以为有真方有似，惊风必系三种，一真惊风、一伤寒似、一瘟疫似，究竟何者是真何者是似，怀疑莫释者盖已有年，嗣读临证既多，一旦豁然贯通胸中雪亮，乃知世本无真惊风，俗所谓惊风者非伤寒即瘟疫耳。喻嘉言系伤寒家，因讲伤寒推广到小儿上。吴又可系瘟疫家，因讲瘟疫推广到小儿上，非能知惊风者也。陆定圃谓治惊风莫善于吴鞠通之解儿难似矣，然又谓子宝章内风证，误谓外风而用全蝎牛黄等味致变云云。以予测之宝章证亦系外感表邪，医谓外风未为荒谬，其致变之由，在用全蝎牛黄引邪内陷，设用表散药决不致变陆定圃不知此理误谓内风，亦非能知惊风者。

妇幼科通弊

治妇人肝证每用疏泄攻伐之药，如青皮、香附、延胡索、郁金、沉香、赭石暨舒肝丸等。而不知阴受其伤。小儿惊风每用香窜镇重之药，如麝香、全蝎、朱砂、琥珀、礞石、胆星暨抱龙丸、镇惊丹、截风锭等。而不知隐贻之害。治肝莫善于高鼓峰之滋水法，治风莫善于吴鞠通之解儿难，洵可挽积弊

47

拯生命也。

上略又有婴儿惊风，延某医治之，灌以末药不计数，惊风愈而人遂痴呆，至长不愈，其药多用朱砂故也。痴呆者俗谓幼时服凉药过多所致，其实乃服镇重之药过多耳。

按：惊风砂雪丸方甚谬，无可驳之价值。

刘松巢云上略又初见痧形似有似无，骤然惊搐，亦不宜用苦寒镇惊之药，如牛黄苏合等丸，此二证均宜透痧得畅自能渐愈。

鸦　片

鸦片烟为害甚巨云云。

按：鸦片虽非佳物，然此事莫须有。

马　兜　铃

今之所云青木香，乃古之马兜铃也。

按：今之青木香即古之马兜铃，然今之马兜铃究系何物，殊为疑问。考开宝云马兜铃气味苦寒无毒，主肺热咳嗽、痰结喘促、血痔瘘疮云云，其实此药确属有毒，人服之非吐即泻，昔尝不解其故，读此乃知马兜铃非真物也。详见《药物学》马兜铃条。

脚　蛆

余以庠寓杭州，以剃头为业，留心医学，言先习疡医，虽遗书散失而记忆秘方尚多。有治脚蛀方最灵，用炉甘石六钱、象皮龙骨各三钱、冰片一钱、轻粉三分、炉底少许外科烧升丹之炉底，杂货店有之。共研细末，糁之神效。脚烂而痒有水不能行步，俗名脚蛀。南方人多有此疾。脚蛀糁明矾末，痒不能止反增疼痛，余家传方用老烟末糁之，燥湿止痒亦颇应验。

按：脚蛀即外科家所谓臭田螺也。予弱冠时即患此证，有人教用枯矾白芷二物为末糁之，湿痒乃愈甚，读此实获我心。生明矾较枯矾为尤甚。

又按：象皮炉底不可得，即用炉甘石煅红升丹易之。加黄柏末更佳盖象皮难得真者，药肆所售之象皮皆骆驼鞴子，炉底上疮极疼，北方亦不易买，何若用红升丹之为愈乎。又治烂脚方，古墓石灰细末糁之即愈。

悬痈

49

上略道光壬寅年，馆乐平汪军门道诚家，粪门前肾、肾囊后起一坚块，渐觉疼痛，虚寒虚热时作，案头有同寿录，检一方云跨马痈初起，用甘草五钱酒水各一碗煎服。如方服之块渐软，次日略出清水，不数日痊愈。

按：郑所患名悬痈，溃后即成海底漏，小便从此漏出。同寿录治此证，初起用一味甘草，轻者或效，重者未必效，宜用川军一二钱当归三钱甘草四钱煎服，再不效用国老膏，即当归甘草各半斤、砂锅甜水熬膏，每服一茶匙，温水调服。

《山 茱 萸》

山茱萸之肉涩精，核滑精。

按《补笔谈》云：山茱萸能补骨髓者，取其核温涩能秘精气，精气不泄乃所以补骨髓。今人或削取肉用而弃其核，今药肆山萸肉即去核大非古人之意，读此觉陆定圃之言真臆说也。

《羚羊角、犀角》

上略 因思俗治温热病，动手即用羚羊角、犀角，邪本在肺胃乃转引之入肝心，轻病致重职是故耳。

杭州某医治热病用犀角七钱，服药后胸痛气促而殒。

《内科新说》西医合信著云，犀牛角羚羊角，中土所习用，其实毫无功力。

按：羚羊角犀角淡而无味，虽为价甚昂，究无实用，温热时疫用之有损无益。三十年来我见甚多不遑缕述。时医自长声价，本喜用贵药，迂棘手之证更藉以塞责，未愈其病先倾其家，致死无殓具者有之，可为深慨。

《不 寐》

韩飞霞谓黄连肉桂能交心肾于顷刻。

50

按：毛方川连二分、肉桂一分，分量嫌太轻。汪方各三钱又未免太重，似宜斟酌。

头风攻眼

龚首骧夫人病头风已数年矣，每发时痛欲死，骨节间格格有声，已坏一目而痛不止，延余诊之，定一方用酥炙龟版二钱、麻黄藁本各一钱，甘草五分，后更为定一方用何首乌，苡仁、牛膝，令服二剂而愈。

一人患头风痛两目失明，编求医治无效。偶过茶肆小憩，有乡人教以用十字路口及乡村屋旁野苋菜，煎汤入沙壶中乘热熏之，日行数次，如是半月复明，许辛木说。

于效虞君之弟妇年五十余，患目疾翳膜甚厚，痛苦不禁。予为拟一方，用潞党参二钱、生黄芪三钱、荆穗四分、防风一钱、玉竹三钱、女贞子四钱、生草二钱、薄荷四分、沙参三钱、夏枯草三钱、生白芍二钱，水煎服。其案语有邪热已退，脉息渐平，其痛苦之故因正气衰耗肝经风气上攻所致，拟补散兼用云云，服药后其痛立止。

发热用炮姜法

《汪石山医案》载，王宜人产后因沐浴发热呕恶、渴欲饮冷水瓜果，谵语若狂，饮食不进。体丰厚不受补，医用清凉热增剧。石山诊之，六脉浮大洪数，曰产后暴损气血，孤阳外浮，内真寒而外假热，宜大补气血与八珍汤加炮姜八分，热减大半。病人自知素不宜参芪不肯再服，过一日后大热如火，复与前剂潜加参芪炮姜，连进二三剂服热退身凉而愈。此段病情脉象无一可以用温补者，医安得不用清凉，迨服清凉而热增剧，始知其当用温补，然非如汪之有胆识亦不能毅然用之，再其脉虽浮大洪数而按之必无力。下略

产后阴血虚耗，阳浮散于外而靡所依，故多发热。治法用四物汤补阴，姜通神明，炮干姜能收浮散之阳，使合于阴，故兼用之。然产后脾胃虚损，有伤饮食而发热者，误作血虚则反伤矣。故必先问曾食何物，有无伤损，有恶水未净者必腹痛而发热，有感冒外邪者必头痛而发热，若发热而饮食自调绝无他证者乃血虚也，可以补血中略。要知腹满而不痛者断非恶血也，莫误。

虞花溪治一妇年四十余，夜间发热，晨退，五心烦热无休止时，半年后虞诊其脉六部皆数伏而牢，浮取全不应。与东垣升阳散火汤妙、切记此法，今人则竟滋阴降火矣。四服热减大半，胸中觉清快胜前，再与二帖热悉退，后以四物加知柏少佐炒干姜，服二十余帖愈。

余按：原按夜热脉数的系阴虚，因其脉伏且牢浮取不应，故用升阳散火得效，仍以阴药收功，然阴药用六味及二地二冬必不效，妙在芎归合知柏，及从治之炒干姜也。

王孟英云：此热在血分，而误治半年其热愈伏愈深，故脉证如是，初用升阳散火所谓火郁发之也，后以炒干姜佐四物知柏收功，乃血分受病之专剂。与阴虚生热当用阴药者，治法有别。

《麦　冬》

麦冬通胃络，不去心，入养肺阴药则宜去心，陈载庵说其平生治验如此。

按：麦冬去心为向来恶习，陈载庵独谓通胃络不去心，夐乎尚矣。至谓入养肺阴药则宜去心，未免强加区别，于以见结习之难除。

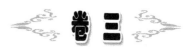

卷 三

《神农本草经》宜分别观

《神农本草经》传自上古，列入三坟，为医家之祖书，然历年过久，讹误甚多，真伪参半，如各药下每夹有轻身延年等文，最可异者，虽硫黄、水银、朱砂、硇砂、礜石、砒石等燥毒之品，亦谓可以常服久服，古今服金石药致消渴，发背而死者，不知纪极，皆误信是书之所致也。此必汉唐方士变乱古书，以欺当世人主。后贤注本经者，皆依文训诂，不敢轻加訾议，要知此等妄言，神农哪得有此。吾辈去伪存真，不为僭越，予拟将本经各药主治用朱文，其轻身延年等用墨文刊之，名《朱墨本神农本草经》，尚有志而未遑焉。

54

南方明医不好用温补

或谓南医好用温补，北医好用苦寒，无乃因地制宜欤。曰否否，南之明医并不好温补，如徐灵胎、叶天士、吴又可、薛一瓢诸公，皆南医之矫矫者，用药不但不喜温补，而且好用苦寒，不但好用苦寒，而且痛戒温补，原书具在，可考而知也。今医统日坠，南医中已无徐、叶、薛、吴诸公之手笔，而以好用温补称，吾敢断言之，皆庸医也。昔尝训及门曰：不虚不必补，真虚不能补，有病不可补，贾东池君尝佩为名言，未免阿其所好矣。

伤 寒 论

余未学医时，即耳食仲圣三百九十七法，一百一十三方之说，及究心斯道，偏阅诸书，俱未能确切指出，私心欠仄，常恐受人驳诘，嗣检陈修园念祖所著《伤寒论浅注》，乃得甚究竟，今录出以资考证。修园云：按前人谓伤寒论三百九十七法，一百一十三方，柯氏非之。余向亦服柯氏之灼见，然二十年来，诵读之余，偶得误机，必注其旁，甲寅乙卯又总录之，分为二种，一曰《伤寒论读》，一曰《长沙心法》，尚未付梓，己巳岁保阳供职之余，又著《伤寒论浅注》一十二卷，删去伤寒序例平脉辨脉及可与不可与等篇，断为叔和所增，即痉、湿暍篇亦是叔和从《金匮》移入。何以知之，即于前人所谓三百九十七法、一百一十三方二句知之也。其一百一十三方之数，宋元旧本与近本俱同，无庸赘论。而喻嘉言于各节后、旁注计共几法，未免强不知以为知，张宪公王晋三以各方后哎咀为末，先后煮、啜粥不啜粥、饮暖水、日几服、夜几服等为法，亦不过于人人俱略中，点个眼目，非于全论中明其体用，且三百九十七之数，亦不相合。余不敢阿其所好，新安程郊倩，一翻前说，谓论中各自名篇而不言法，其辨脉平脉，系之以法而不名篇。法只有二，多则不成法矣。而不知王叔和以脉法自许，著有《脉经》行世，其辨脉平脉，原为叔和所增，程郊倩后条辨一部，有心与叔和为难，而竟崇奉此二篇为不易之法，是贬驳叔和者，反为叔和之功臣，叔和有知，当亦哑然笑矣。余考仲师原论，始子太阳篇，至阴阳易差后劳复篇止，共计三百九十七节，张隐庵、张令韶两家于阳明篇病人无表里一节，误分为两节，今改之。何以不言节而言法，盖节中字字是法，言法即可以该节也。至于痉湿暍证，虽当与本论另看，而义实相通。叔和引《金匮》原文以附之，不敢采入论中一方，微示区别之意也。其序例辨脉平脉诸篇，开手处先挈立论之大端，其可与不可与诸篇总结处，重申立论之法戒，编次之体裁，如是，王安道谓其附入己意，不明书其名而病之，岂知其附入处用笔敷辞，不敢临摹一式，大有深意云云。千古疑团，一朝打破，读此实获我心。

百 合

《偶忆编》：嵩山百合，生食之可愈肺疾，虽经年患咳者，食之立效。其质甚脆，不能隔宿，故不行远，非亲至山中，无缘求得也。

《重庆堂随笔》：全州西延六洞山中，土人皆以积百合为业，大者每重五六十斤，最小者六七斤，其形与吾乡白花百合等，唯庞然特异耳。土人澄为粉，每斤售银五六分，物多价贱，皆不以奇物视之也。

用参宜慎

徐洄溪云：今医家之用参，救人者少，杀人者多。盖人之死于虚者十之一二，死于病者十之八九，人参长于补而短于攻疾，医家不论病已去未去，于病久或体弱或富贵之人，皆必用参，一则过为谨慎，一则借以塞责，而病家亦以用参为尽慈孝之道，不知病未去用参，则非独元气不充而病根遂固，诸药妄效，终无愈期，其害反较克伐为尤甚故曰杀人者多也。或曰仲景伤寒方中，病未去而用参者不少，如小柴胡汤、新加汤之类，何也？曰：此则经补为泻之法也。古人曲审病情，至精至密，知病有分有合，合者邪正并居，当专于攻散。分者邪正相离，有虚有实，实处宜泻，虚处宜补，一方之中，兼用无碍，且能相济，则用人参以建中生津，拓出邪气更为有力。若邪气尚盛而未分，必从专治，无用参之法也。况用之亦皆入疏散药中。从无与熟地、萸肉等药同入感证方中者，明乎此而后能不以生人者杀人矣。

疫疹忌山川柳

疫疹最险，挽救之方唯有清热化毒，四字真言。不须表也。时医不知疫疹为何物，羌独荆防芎芷外，最喜用山川柳。吴鞠通云：山川柳，一岁三花，故得三春之名，俗转音为山川柳，其实即古之怪木，一名赤柽柳诗所谓其柽其椐是也。性大辛温，生应作升发最速，黄枝极细，善能入络，专发虚寒白疹，世不多见若温热气血沸腾之赤疹，触目皆是岂非见之如雠仇拟易砒煸二字乎。汪瑟庵先生云，三春柳一名西河柳，又名观音柳。《图经》《别录》未载，自缪希雍《广笔记》，盛推其治疹之功，而用者遂多，不知寒疹须发，温拟改疫字。疹不须发，可用辛凉，不可用辛温也。

疫疹忌用芫荽酒擦

芫荽俗名香菜。气香味辛，性极升发，疫疹初起，用一握切碎，滚水泡，置病室，有逐邪驱秽之功，非恶物也。惜用之不得其法，如吾乡风气，一遇出疹，即用香菜蘸老酒擦摩前后心，以为有益无损，殊不知擦摩于外，能使热度增高，甚至内陷，不且有损无益乎。此等谬传，妇女印入脑筋，无足深怪，至医家亦教人为之，未免不学无术矣。

栝楼

《夷坚志》：向友正，元仲之子也。淳熙八年为江陵支使，摄公安令，痛发于胸臆间，拯疗半岁弗愈，尝浴罢痛甚，委顿而卧，似梦非梦，见一伟丈夫，长头巨目，著拂尘披衫，微揖而坐，传药方与之，曰：用没药、栝楼、乳香三味，以酒煎服之，且言桃源许轸知县亦录此方，但不用栝楼，若欲速效，宜服此。友正敬谢，即如其戒，不终剂而痊。后诣玉泉祷雨，瞻寿亭关王像，盖所感梦者，因绘事于家。

按：栝楼外科妙药，于乳痈、发背尤宜。且不分痈疽皆可服，所见各方汇录于下，《续夷坚志》：治一切恶疮，服栝楼方，悬楼一枚，去皮用穰及子，生姜四两，甘草二两，横纹者佳，细切，用白灰酒，一碗煎及半浓服之。煎时不见铜铁，患在上食后服，在下空心服。张户部林卿说，有加大黄或木香，或乳香没药者，病疮须先疏利，次用栝楼方，日以乳香、绿豆粉温下三五钱，防毒气入腹。外更以膏涂傅之，自无不愈。按此方生姜过多，拟改四钱。吕祖治发背灵宝膏，方用栝楼五枚，取子去壳，乳香五块如枣大者，二味共研细末，以白蜜一斤同熬成膏，每服三钱，温黄酒化服。治乳痈良方，已成未成均效：大栝楼一个，打碎，当归、酒洗甘草各五钱，乳香、制没药制各一钱，水酒煎服，以渣乘热敷患处。治瘰疬、背疽尤妙。医背疽方，栝楼一个，乳香、没药各五钱，甘草三钱，酒煎服。按，此方苇航纪谈乳没作各五分，应从之。栝楼酒治一切痈疽：大甘草半两，为粗末，生者没药二钱，半研，大栝楼黄熟者一个，去皮，连子切碎，上三件用无灰酒熬至半碗，放温服之，再进不妨。欲大便略通，加皂角刺七枚同煎，亦治腋下忽有硬核，壅肿不可下臂，久则生脓，及妇人乳痈，男子便毒最验。栝楼最通乳脉，妇人有乳不通者，服之乳至如泉。

狗粪治鬼气

亦复如是，乡人某犁地，被土块将外踝擦伤，当觉微痛，因并未破皮，略不介意，晚归用温水洗脚，擦伤处起一小泡，遂觉奇痒、奇痛，夜间竟大痛不止，红肿至膝，三日后大腿亦肿，至半月踝上穿一眼，大如指，脓血淋漓，半年间腿尽紫黑，以手按之，内若稀泥，盖一腿尽内溃矣。有老人见之，曰此鬼气所中，内有恶物，可拾狗屎不拘多少，要干枯而白者，烧烟向疮口熏之，当有恶物出。如言，疮口内果有清水涓涓流出约数碗，寻见疮口内有黑物阻塞，拔出乃乱发一团，卷束作结如指大，不知何以入内，徐又有发如前，共拔出十三团，水亦不流，痛亦减半，次日脓血亦减，半月水干疮合，但腿已黑枯，仅余筋骨，痛痒如木矣。其人腿虽就痊，然虚弱已极，惜未早得是方，竟至不起。又一妇因折足，医治已愈，唯踝内异痛不能履地，闻狗粪能熏鬼气，遂拾而漫熏之，熏一次无验，至第二次，踵下突出肉钉三个，形如枣核，乃硬肉结成者，拔出痛即若失。

明红丸案平议

明红丸一案，聚讼纷纭，迄无定论，窃尝以意推度之，光宗之病，起于郑贵妃进美女四人，遂罢免常朝，软脚致疾，其阴亏体惫可知。自八月初十日乙卯上不豫，先召医官陈玺等诊视，虽不知所患何证，所用何药，观御史王安舜疏，谓先帝之脉雄壮洪大，此三焦火动。面唇青紫，满面火升，食粥烦躁，为满腹火结，宜清不宜助云云，其为复受外感无疑。夫体虚证实，最难治，所谓伤寒偏死下虚人也。至十四日己未，始服内医崔文升大黄药，致一昼夜三四十起，病在表而攻其里，其误甚矣。辅臣方从哲等赴宫门候安，有数夜不得睡，日食粥不满盂，身体疲软，不能动履之旨，暨二十九日甲戌，上再召群臣等于乾清宫，因顾皇太子谕曰，卿等辅佐为尧舜，又语及寿官，辅臣以皇考山陵对，则自指曰是朕寿官，诸臣言圣寿无疆，何遽及此，上仍谕要紧者再，盖已知病之不起矣。虽无李可灼之红丸，其能久乎。查李可灼红丸，不知为何药所制，王安舜指为红铅，亦是臆度之辞，盖红铅虽红，杂他药以成丸，则未必仍红，愚意必方士所炼金石之品，观其自称仙丹可见。用药后温暖舒畅，思进饮膳，呼忠臣者再，盖热则流通之效，复进一丸而遂崩者，岂阴亏之体，误下之后，中气虚馁，不能胜其燥毒耶。此条曾刊《神州医药学报》。

良相良医

不为良相，当作良医，相传为宋范文正公语。而冬夜笺记谓崔与之文尝曰，不为良相，则为良医，岂范语为崔所尝称述之者欤。

61

种　痘

乡赘笔，安庆张氏传种痘法，云已三世。其法先收稀痘浆贮小瓷瓶，遇欲种者，录小儿生辰，焚香置几上，随将黄豆一粒传以药，按方位埋土中，取所贮浆染衣，衣小儿。黄豆三日萌芽，小儿头痛发热。五日豆长，儿痘亦发。十日而萎，儿病随愈。自言必验。夫痘疹事关先天，生死预定，乃欲以人工夺之，可乎，予终未敢信。

　　按：所云先收稀痘浆，决非用黄豆、绿豆磨成浆，必取顺证痘之浆，观染衣著儿，随即发热出痘。可知。

录儿生辰，焚香置几上，随将黄豆一粒传以药，按方位埋土中，皆故神其术耳。痘关先天生死预定云云，不合于理，岂不闻人定胜天乎。观于今之种牛痘可见。

《火绒子王》

有火绒子王者，在大市街售火绒石为业。有秘方，善治妇女瘵疾，百不失一。求治者须说明病人年岁与得病时日，不必见病者面，以诊脉开方也。先索蜜半斤，瓷碗二，一以贮蜜，一空之，渠为配药二碗，一丸、一膏子药，令早晚间服，药完则经通而疾愈，王必来索药资，屡试不爽，时人为之语曰，先生与经水齐来，虽涉嘲谑，亦可想见其技之神矣。陈敬一者，有心人也，见王术之神，欲传其方，百计不能到手，乃诣王自陈，愿北面称弟子，并以救人不图利为言，王不许。王故后，其方遂失。高星阶文升令兄言，京东有某甲善治干血劳证，其方秘不示人，后因事系狱，祸且不测，同狱有知其术者，咸劝其传方救人，冀蒙神佑，某信之，方遂流播，系用原蚕砂一味，绍酒煎服，一剂经通，但忘其分两耳。

按：此方不奇，单方书中多载之，而不知其有效如此，录之以待考验。

《火证多于寒证与寒证易治火证难治说》

人为血肉之躯，难寒而易热，故天下之病，火证居其七，寒证居其三，病字从丙，古人之所见远矣。至于寒能化热，《内经》人之伤于寒也则为病热热不能化寒，与夫寒证易治，火证难治，非阅历深者不能知。即如幼科急惊慢惊二证，看似慢惊重而急惊轻，然慢惊用姜茱桂附一二剂可收功，急惊用荆防杏薄桑菊银翘十余剂或罔效。大方诸证亦然。是皆理之不可解者。凡此非临证十年不辨，未易以口舌争也。门外汉以寒热为对待而持平其论，骤聆此语，必訾吾偏。老子云：下士闻道大笑之。不笑不足以为道，又何足与之深较哉。

按：昔刘河间谓六气为病，皆主于火，陈修园称其见到，谅哉，若景岳、养揆辈，动以补火为言，其亦不思之甚也。

63

犬肉医瘴

粤俗嗜犬，虽十夫不免。每自行烹调，目为珍味。予初不解，谓南人蛮性，故有是耳。嗣阅客座新闻载，洞庭贺泽民按察云南时，分巡腾冲等处讨贼，因染瘴疠，腰股发热，有监生杀犬煮馈之，令空心恣食，饮酒数杯，即去溺溲，少候清利，其胀渐退，盖犬肉能治瘴也。然则粤人之嗜犬，殆寓药饵于饮馔间也，未足为怪。

大黄疗疫

吴又可《瘟疫论》专尚大黄，或讥其主张大过，而不知亦有所本也。按说储云，疗时疾者服大黄良。陈宜中尝从梦中得此方，梦神人语曰，天灾流行，人多死于疫疠，唯服大黄者生。因遍以示人。时果疫，因服大黄得生者甚众。事见宋史。又耶律文端公下灵武，诸将争掠子女玉帛，公独取书数部，大黄两驼而已。既而军中大疫，唯得大黄可愈，所活几万人。又可之法，殆未可厚非也。又某人赞大黄为疗疫神丹。《重庆堂随笔》，亦有赞又可条。

旧雨琐谈三则

贾人登蓬莱阁饮酒观日出，旁一丐踞地上，有垂涎意。贾曰：能饮乎？曰：能。与之酒辄尽数觥。贾人固豪饮者，喜其爽与对酌，尽醉而返。濒行丐曰：观君齿似摇矣，吾无以报君，畀一方固君齿，今生可保坚强耳。方唯桃李杏柏柳五种树皮及刺蒺藜各十二两，细辛八两，同煮汁，嗣将各种捞出，加食盐二斤，熬干，复成盐，每日晨起以此刷牙，则牙稳固不落，即摇动者能复坚。此山东崇雨舲中丞为余言，且云公之齿已摇，刷之有效，故刊方以送人。

喜将军明令嫒，方及笄，患目失明，闻一山西贾人有洗方极效，购得之，则生药一包，悉皆混乱，不辨何品，照洗数日，果轻减，而月余后竟复明，大喜，欲刊此方以济人，乃重价求方，而贾人不允，后又因疾市此药，适贾人饮醉，忘将药件搀合，顿悟原包具在，只向药店令其照药注明，并称出分两，而此方遂居然到手。

方乃荆芥、白蒺藜、归尾、防风、菊花、川芎、木贼、酒芩各二钱，蝉蜕、去足蛇蜕各一钱，生地二钱五分，蔓荆子三钱，引用青茶叶一大撮，每日温洗数次，一剂可洗数日，足见秘方居奇，天亦不许，贾人一醉，其利济于世也多矣。

按：单方治病，往往能著奇效，宜广为搜辑，撰其无害者以备应用，未可一概漠视也。

滋 阴 药 说

药之益人阴气者，必多脂多液之品，如人参、甘草、地黄、玄参、天冬、麦冬、葳蕤即玉竹、黄精、枸杞、黄檗、知母之属皆是。余尝即物穷理，古人何以知此数药能益人阴气，久乃悟其功用纯在脂液，滋阴之理不过藉物之脂液，以助人之脂液而已。更悟出凡药生用则脂液全而有效，制用则脂液减而罔功，必如俗法，用地黄、黄精则九制，用麦冬则泡去心，用术则东壁土炒，用阿胶则用蛤粉炒珠，是务去其脂液而存渣滓也，而犹望其益阴，能乎否乎。

海 蛇

《归砚录》：海蛇，妙药也。宣气化瘀，消痰行食而不伤正气。以经盐矾所制，入煎剂虽须漂净，而软坚开结之功则固在也。故哮喘、胸广原作痞。腹痛、瘰疬、胀满、便秘、滞下，疳黄等病，皆可量用。虽宜下之证，而体质柔脆，不能率投硝黄者，余辄重用，而随机佐以枳朴之类，无不默收敏效，晋三先生但言协地栗以清肝热，岂足以尽其能哉。

按：单方中有治一切痞块虫积秘方，大荸荠二十四个，削去皮，白海蛇八两，切碎，浸出腥气，同入瓷瓶内，用真甜酒浸满，火煨三柱香，每日空心食荸荠五个，饮酒几杯，作五天接连服尽为度。又亦复如是云，一嫠妇年四十患腹胀疾，俨如怀孕，人多疑之，迨至三四年后，腹胀如故，浮言暂息，一日啖新鲜水母，忽大泄，腹觉稍消，因日日啖之，疾竟愈。合而观之，可以知其效矣。

注：谨按海蛇，京音呼为海蜇，其实即水母，非海中之蛇也。不可误会，滨海业此者，捕水母，割其皮，制以矾，转而鬻诸市，世人但以之佐酒，不知其可以入药，而有化痰消瘕、宽胀润便之功也。

66

孙字可久，平江吴人。治时证不得汗，发狂，循河而走，公就控置。

热病得凉则愈

《松峰说疫》：疠疫、痘疹、发斑、热毒等症，但卧阴土湿地则解，口口拔毒能减其半，土之妙用如此，智者类而推之。又葛乾水中，使禁不得出，良久出之，裹以厚被，得汗而解。又昔有一重囚于狱中患疫而没，狱卒报明病故，时方薄暮，出尸委弃沟壑，适值天气暴寒，裸冻一夜而苏，匍匐觅道返里，随免刑戮之惨。孙凤亭曰：与水浸汗解其理略同，盖瘟疫无非热证，火盛闷绝，遇寒而解，此囚必有阴德。又赵朝奉泛海回，忽热病死，同伴弃之海岸径返。赵某被海风一吹，复苏。臧虑溪曰，热病者胸腹烦热，用井底泥涂之，亦此意也。

按：此即《内经》必寒衣之，居之寒处，身寒而止之旨。

景岳书害人

纪文达公云：乾隆癸丑，京师大疫，以景岳法治者多死。又云：卢霁渔编修患寒疾，误延读《景岳全书》者，投人参立卒。太夫人悔焉，哭极恸，每一发声，辄闻板壁格格响，夜或绕床呼阿母，灼然辨其为霁渔声，盖不欲高年之过哀也。悲哉，死而犹不忘亲乎。以上二则俱见阅微草堂笔记五种。

王孟英云：山阴俞君仲华，下方桥陈念义之高弟也，人极豪爽，有侠气，饮酒谈兵，轻财好客，兼佞佛，久寓省垣，与余交最深，唯谈医不合，闻余论景岳，辄怒于色，余谅其信师过笃，不与较也。然遇时感重证，必嘱病家延余主治，而其二子皆误于温补，虽余与故孝子张君养之极口苦谏，奈桥梓皆不悟，和而不同皆此也。余尝撰结《水浒传》又名《荡寇志》，尊朝廷以诛盗贼，命意极正，惜笔力远逊耐庵，且误以扶阳抑阴之旨，寓意于医，适形偏谬，杨大令素园尝著论非之，夫以仲华之才之学谈医，而犹走入魔道，医岂易言哉。故录之，愿后人勿轻言医。又云其次子极聪俊，善诗画，患咯血，乃翁专与桂附药而殒。仲华没后，《荡寇志》未脱稿，及长子伯龙茂才与仁和邵循伯茂才续成之。伯龙极肫诚，恪守家传，患肝胃痛，自服温补致殒，惜哉。

叶天士《景岳发挥》，纸上空言，毫无著实，临证用药，唯讲阳气为主，而用热药补塞，聚精会神，著意深毁前贤，自以为高出千古，炫惑后人，致近日俱以热药治病。此书之板，藏于塘栖凌仪吉家，其人患类中之证，误于此书之论，俱以热补之药，以致口角流涎，面色红亮，手足动摇，口出臭气，不能步履，余用二陈加黄连、石膏，清火豁痰，两月即能步履，神清气爽，后余至新场，复来定调理之方而去。又云：此书独以先天水火、阴阳、命门真阳立言，说得天花乱坠，敷衍成文，以炫人耳目，毫无实际工夫，治病唯以扶阳温补为常技，将河间、丹溪之言为后学之害而深辟之，其治病述古中仍述二家之言，以垂后世。既云读其书终身受误，景岳何必述其言而误终身耶，可恨、可耻。又云近来吴门诸医俱用桂、附、参、地、河车、鹿茸等药以杀人，因见此书之论，故敢大胆用热药补之，彼景岳者，真轩岐之魔也。

意想能愈大证

亦复如是，昔有名医某，今忘其姓名，每闻声即知病之所在。有素相交好某心微痛，请诊之，诊毕曰：心将生痈，不可为也，可预备后事。其人曰：死不足惜，但上有老母，我死将谁养。医曰：实无良法，俟今晚竭力以图，明日再为报命。至次日，曰：思得一方，姑妄为之，用笔于病人左腿上画一墨圈大如杯，戒之曰：务刻刻注圈内，心想圈内，自以为红矣、肿矣、发热矣、痛极矣，使一刻不如是，则病必不治。其人如戒，至七日果红肿起一大痈。医曰：心痈已移于此，可保无虑。盖用志不纷之意，然而神矣。又张隐庵曰：顺治辛卯岁，予年四十有二，八月中生一胃脘痈，在鸠尾斜下右寸许，凝肿不红，按之不痛，隐隐然如一鸡卵在内。姚继元先生视之，曰：此胃脘痈也，一名捧心痈，速宜解散，不则有性命之忧。与一膏药，上加药末二三钱，午间烘贴，至暮手足苏软，渐至身不能转侧，仰卧于书斋，心烦意乱，屏去家人，至初更时痈上起一毒气，从左乳下至肋，下胁入于左肾，入时如烧锥刺入，眼中一阵火光，大如车轮，神气昏晕，痛楚难言，火光渐摇漾而散，神昏始苏。过半时许其气复起，其行如旧，痛楚如前，如此者三四次，予思之，此戊与癸合也。然腑邪入脏，自分必死，妄想此毒气不从胁下入肾，得从中而入于肠胃，则生矣。如此静而行之，初次不从，二次即随想而仍从左乳下入于肠中，腹中大鸣，无从前之痛楚矣。随起随想，因悟修养之道，气随想而运用者也。至天明大泻数次，胸胁宽疏。继元先生复视之，曰：毒已散解，无妨事矣。至次年中秋复发，仍用膏药末毫无前番之状，而肿亦不消，予因想运气之妙，径行坐卧，以手按摩，意想此毒气仍归肠胃而出，如此十余日而散，二事绝相类。又《续编》载，某人治某人心气耗散，素纸七张，每纸上各画一圈，其大者可径尺，以次

69

叠小，至如一粒粟，先以大圈粘壁上，终日兀对，令心不出圈外，七日内心气可足，若功力不懈，七圈皆用，效当自知，与上二条如重规叠矩矣。

　　注：谨按人自有生以来，而具有形之躯体，与无形之精神，五官四肢百骸，各有专能，其用显而有限。精神实操发纵指示之权，其用隐而无穷。故精神能宰制躯体，而躯体无由限制精神。人若精神有感觉，躯体立即受其影响。中国医学，谓内因之病，发于七情，咸由喜怒忧思悲恐惊而起，足以证明精神与躯体之关系，而补西医所谓病因不明之缺失。日本藤田灵斋著《身心强健秘诀》，推论精神作用，至为详尽，其论精神作用与肉体之关系，谓精神作用能影响于消化，能影响于血液之循环，能自造病根，能主宰生死，甚至因精神作用之怒悲悔而发生种种有形之物质。论虽似奇而有实例可证，其说亦可谓深切著明矣。此则所载移心痛，散胃脘痛，治心气衰耗各条，皆系利用精神作用，以愈躯体疾病，非深明精神之妙用者不能见到也。

治疫两大法门

　　《重庆堂随笔》石膏余师愚以为治疫主药，而吴又可专用大黄，谓石膏不可用，何也？盖师余所论者暑热为病，暑为天气，即仲圣所谓清邪中之上疫也，又可所论者湿温为病，湿为地气，即仲圣所云浊邪中之下疫也，清邪乃无形之燥火，故宜清而不宜下，浊邪乃有形之湿秽，故宜下而不宜清。二公皆卓识，为治疫两大法门。

不撤姜食不多食

斯陶说林，不撤姜食不多食。按不多食，即指姜言。罗镜泉以智曰：案《事文类聚》，姜不多食，连文引之陶宏景《本草经注》，故《论语》云：每食不撤姜。言可常食，但不可多食耳。则连文本系旧说。阎氏《百诗》若璩谓正与唯酒无量不及乱一例，章杏云《饮食辨》，《论语》记圣人饮食，不曰必以姜食，亦不曰无姜不食，而曰不撤姜食，撤字从手，检而去之也中略。姜虽有害，少食亦自不妨，调和之内业已有姜，圣人必不于食时令其检去，但不多食而已。然则此句当连下句成文，始为通贯，乃竟讲作无姜不食，其误不始于宋儒，汉晋人已有通神明去秽恶之说。汉人则本于《神农本草经》，秽恶作臭恶，能去食物中腥恶之臭也，而通神明殊不可解。神明指人身何物，盖此书虽出自上古，其为后人附益处甚多，须善读也。朱子《语录》亦云，秋姜夭人天年，是亦明其非佳物矣。夫偏于辛而无回味，即偏于热而无回性也。食之断不宜多，断不可久，入药亦止能散寒。苟无寒邪而误用，则营血受伤，津液被劫，外感变而为内伤矣，虽有良药，无从解救，慎之。王孟英士雄云：愚谓神明似指心脏而言，以心藏神。或为阴邪所侵，寒疾所蔽，则神为之蒙，而君主不明矣，并可灌以姜汁者，阴寒之病，藉辛以通之，而神明自复也。因《论语集注》而误信以致大病者，余有治吴永言、徐乐亭两案可参。

按：徐灵胎大椿云：霍乱忌姜，虽与芩连同用，亦有大害。

《命门考》

肾有两枚，左水右火，而皆名为肾。《难经》以右肾为命门，本是妄立名目，非经意也。经云：太阳根于至阴，结于命门，命门者目也。《灵枢》结根篇、卫气篇，《素问》阴阳离合论，三说俱同，皆主目言，岂谓右肾乎？《难经》虽古书，而可议处甚多，徐洄溪《难经经释》最可信，后人由《难经》而附会之，遂有两肾中间一点，及一阳处于二阴之间，所以成坎之陋说。沿至明季，薛立斋、赵养揆、张景岳诸人酿成命门气运，其所著书，连篇累牍，无非影响之谈，幸张隐庵、陈修园辈起而正之，虽积重难返，要不为无功于医学，修园之言曰，夫人秉阴阳水火以生，若以两肾象坎，取其中满而名命门，将何脏以象离，取其中虚，而又名何物乎。驳得最快，但不应又引黄庭，上有黄庭，下关元，后有幽门，前命门之文为据，夫丹经荒渺，率多寓言，况黄庭所言命门，实是玄牝，修园所悟之处不谬，但不可强名命门，两肾中间一点也。黄庭之命门玄牝也，医学始自岐黄，自当以《内经》为主，其他异说争鸣，能辞而辟之，方为卫道。

猴　　枣

猴枣系猴丹也。其形若蛋腰圆式者，大小不一，纹似旋螺，层层叠叠，_{予于友人范仲谋处见之，花纹状略如大麻子。}性寒气香，能通十二经血脉，实热痰之圣药也，出自西洋嚏叻，于二十年前始行于粤东，由粤而沪，近南诸省，识此者亦颇有人，因此枣神效万分，故刻下医生中用者亦甚多，专治瘰疬痰核，只须以醋磨擦几分，可以立消。此外如痰厥、风痰、火痰，一切惊痫，小儿急惊等证，冲服数分，其应如响。外科如无名肿毒以及横痃等证，未曾破头者，敷之立消患于无形，转之珠黄八宝解毒散，不啻功胜百倍，不可轻视也_{见申报。}

按：小儿急惊皆由外感，治宜解散，不可妄用此药。若屡次举发之痫证，庶为对证。

牛　　疫

馆役郑著功，顺义县人，言昔年其乡传牛，毙者甚众，兽医束手，伊家养牛三头，亦染是证，已奄奄待毙，其家固设药肆，因取黄连、大黄、石膏三物各数两，素而灌之，遂皆获痊，初不过姑妄试之，效后邻牛有患者，咸索方以治，全活甚众，是亦牛之疫，故三物有效耳。

张 景 岳

《翼駉稗编》：张介宾先生，粹于医，生平著述甚富，世多宗之。晚年尤深于《易》，事皆前知，年七十七，秋间，忽谓家人曰：我将死，速备殓具。既而连日阴雨，乃道路泥淖，走别同人为难，挪后十日再去，亦无不可，至日以柬遍邀戚友，欢饮毕，讲《易》至随卦三爻，时月色正明，乃曰可去矣，起身拱手向诸人作别，上榻趺坐，一笑而逝，鼻柱双垂，异香满室。从来有道之士，类多预知死期，难其从容谈笑，来去自如也云云。

按：张景岳所著《类经》，割裂经文，紊乱古籍，已为可议。又著《全书》若干卷，专尚温补，痛诋刘河间、朱丹溪以先天太极，命门等贺空之言，欺天下后世，为医之魔道，贻害至今，赖叶天士桂作《景岳发挥》，陈修园念祖作《新方砭》，章虚谷楠作《医门棒喝》，辞而辟之，得以少息，而江浙闽粤之间，流风未泯，误于是书而死者，犹比比也，若而人者治以变乱是非之罪，死当入阿鼻地狱，岂能如稗编所载来去自如乎。且景岳即有修持，未闻奉佛，鼻柱双垂，乃僧家事，景岳那得有此。愚谓此必崇奉景岳者之谰言，不足信也。

博物自书中来

《借园偶笔》所载之天生磺，《金川琐记》所载之猴经，《随园随笔》所载之古剌水，《余墨偶谈》所载之养利石，余近年皆见之，虽属生平未睹，而一见能名，始知博物自读书中来也。

俗语亦有所本

俗遇病之重者，强为之立方，辄曰死马当活马治，此言亦有所本。《春渚纪闻》云：有名士为泗倅者，卧病久，其子不慧。郡有太医生杨介，名医也，众令其子谒之，且约介就居第诊视。介谦曰：闻尊君服药更数医矣，岂小人能尽其艺耶？其子曰：大人疾势虽淹久，幸左右一顾，且作死马医也。闻者无不绝倒，可见此语南宋时已有。

吐法使疫不传

时疫传染，无法可避，唯《肘后方》小蒜吐法能使不传。壬午岁予家患疫，自老至幼无幸免者。予长女生甫两月，亦传染焉。迨诸人愈而未壮之际，内子亦觉头晕恶心，予知其欲传，因恐其病倒，促用此，一吐而愈，可谓效验彰彰。经曰：其高者因而越之。又曰：在上者涌之，是也。先贤用此法者最多，今人唯知汗下，

75

而吐法绝置不用，遇当吐者而不行涌越，使邪气团结不散，轻病致重，重病致死者多矣。朱丹溪曰：吐中有发散之义。张子和曰：诸汗法古方多有之，唯以吐发汗者，世罕知之。喻嘉言曰：上焦如雾，升而逐之，兼以解毒。细绎升而逐之四字，即是吐法，特引而不发耳。

葱 蜜 休 粮

《续博物志》：葱与蜜同食，可以休粮。

按：医书葱与蜜二物相反，恶可同食，殆食之而毙，则休粮之说验矣。

辛辣物不可多食

《归砚录》引《饮食辨》：感冒客邪如系风寒，温散固所当用。倘为温热，初起即宜清解，俗人不知，妄以椒辣枚子即食茱萸，古人重九所佩者，俗名辣椒、辣茄、辣虎之类肆啖，以为发散，不知此类止能温中，不能散表，数十年中，屡见食此过多者，一二日即死。未死者必唇焦舌黑，津液全无。《灵枢》所谓阴竭也。阴竭者血死也，又必昏昏无知，此元化所谓胃烂也。死后必遍身青紫，与中砒毒无殊凡误死于热药者皆然也。

按：《续博物志》：六月、七月勿食茱萸，成血痔六七月暑盛之时，茱萸性热，故不可食。《闻闻录》，刘鹧鹕喜食椒，用胡椒、川椒研末作丸，一吞半合，日以为常，半年腐肠死。

注：谨按养生论云，熏心害目。岂料过食辛辣，不但害目，实足伤生也。嗜者审之。

桐　君

《隋经籍志》有桐君、路史，黄帝命桐君处方，而人得以尽年。

按：汤液相传始于伊尹，桐君尚在其前，大抵桐君创之于先，伊尹述之于后耳。

盐　梅

古人调鼎，并举盐梅，后世只用盐而不用梅，是口之于味古今人之不同嗜如此。观今日本人以梅下饭，可谓绰有古风。

脉　纲

陈修园本张心在说，定脉为八纲，浮、沉、迟、数、细、大、短、长是也。真实不虚，与脉书之夸张铺叙者，不可同日语。英医合信西医略论，谓脉形西法计分十种，曰浮、沉、迟、数、壮、弱、大、小、柔、硬，予谓柔即濡也，濡同软硬之软。硬即弦也，较修园所定之八纲，去长、短而益柔、硬，更为美备。修园有知，当亦肯，孰谓中西医学不可相通耶。

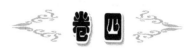

卷 四

坐胎育子神方

方观准家贫，好善，日以惜字放生为事，四十无子。一日焚化字纸，于滥纸中得一药单，视之乃求子神方也。依法用之，次年果生一子，传之宗族乡党，无不灵验。上年因事来京，与余相识，论及此方，余初亦不无疑意。后余儿妇娶已六年，并未生育，因思此方灵妙，盍一试。乃用药后果得孕生子嗣，因侄女不育，亦赖此药，子女皆见。所尤可喜者，族嫂八年未育，当年此药只剩两丸，用之亦得生女。盖用至十丸以外，定然生男，少亦可以生女故也。信心既久，乃敢传人，亲戚邻朋屡试屡验，甚或十年不育者，亦赖以得嗣焉此则忘见某书。

坐药方慎勿误服紫梢花、川花椒、枯白矾、洋潮脑、海螵蛸、石龙骨煅、牡蛎粉煅、吴茱萸，以上各五钱，高良姜、公丁香、肥干姜、广木香、香三奈、香甘松、薄官桂、蛇床子，以上各三钱，上药共研细面，生蜜为锭，重三钱，阴干，不宜日晒，此药绝非服物，其法待妇人信水净后，用药一丸入子宫内，次日取出，再换一丸，换至十八丸，共计十八日，须等下月，不必用药，

78

入房自孕。然亦有用至十丸而止，本月入房，亦得生男者。间有只用三四丸或六七丸亦获生女者，大概多用生男，少则生女。总要夫妇无病，不虚不损，用无不验。盖用至十八丸，犹俟下月入房者，原方旧法耳。余详考药理，兼之体察既久，此方不但有益，亦并无损，毋轻听旁人妄言，视为无用，以自误嗣续之计也。

治恶阻及胎嗽之新经验

妊娠恶阻难治，胎嗽尤难治。兹得二方皆尝经验，录之以备世用。

孟锡臣之子妇患恶阻，予用二陈汤去甘草加蔻仁、川连、竹茹、藿梗、生姜之属，旋愈旋发，后复诊，知其吞酸吐酸，因用西法解酸之药，名小苏打者中国碱类，令每服少许，温水和服，数服而愈。

刘砺臣之夫人妊娠五六月，咳嗽甚剧，予用清肺化痰止咳之剂，不唯不效，且益加重，屡试皆然、势已濒危，予焦思无计，忽忆合信氏《内科新说》，薏苡仁水方，治咳有特别之效验，亟令服之，数服而痊。砺臣深信此方之功力，恐日久遗忘，将方抄入秘本内矣，又俞述颜人骧之夫人患有咳疾，妊娠后咳益甚，就诊于予，亦用薏苡仁水方，数果愈。

附：薏苡仁水　薏苡仁一两，水二斤煮至一斤半，加入甘草四五钱、干葡萄子一两去渣食，治发热、久咳嗽，小便不利，溺管痛。又西医略论薏苡仁水，薏苡仁一两，滚水二斤煮至一斤，佐以葡萄、干无花果各一两，甘草五钱，能润肺、润膀胱、溺管。

按：二方薏苡仁一两，水二斤，一煮至半斤，一煮至一斤，当以煮至一斤为准，甘草、葡萄干分量太重，拟用三分之一，因二物特甜、与□相近，于咳嗽人不宜。用者宜稍微变通方，有利无弊。

骨 槽 风

汉军郭姓患骨槽风，唯不在颊车而在门齿，俗谓之前槽骨槽风，鼻旁烂一孔，与门齿通，杂治数年不愈，家以是倾，亦不再治。一曰其子某偶阅验方新编，见有治骨槽风方，名推车散，系用蜣螂二个，干姜末一钱，共为末，吹患孔内，如法治之，脱出多骨一块，遂收口而痊。

按：此方出王洪绪《外科全生集》。

治咳在调其痰

治咳之法多端，其扼要在调其痰。如痰稀而多者，宜用燥，如茯苓、白术、半夏、薏苡仁、蛤粉之属，使痰加厚而咳自愈。痰稠而滞者，宜用润，如栝楼、枇杷叶、浙贝、二冬、白蜜、梨汁之属，使痰渐活而咳自愈。此理西医亦知之。《西药略释》云：夫肺经之痰缺则令生，溢则令去，即属化痰之法也云云，与吾道不谋而合。《西药略释》又云：盖化痰之药，不外令津液流行，此言更有味可咀。盖津液与痰，本是一物，流行则为津液，停蓄则为痰饮，既令津液流行，则一切滋腻黏滞之药皆当审慎矣。

咳证多由风寒，初起杏苏散最效，化热后，宜重加黄芩、甘菊，甚则生石膏亦可加入。大便秘者，加栝楼、郁李仁各数钱，勿轻用硝、黄，盖硝、黄直趋而下，于肺病无益有损。

注：丁巳年，某家幼女患咳，系肺热受风之症。医者不揣病情，指为食滞，一味消导，杂治二十余日，愈治愈重。某医情急，以大承气汤下之，服后大泻数次，喘咳剧烈，口眼糜烂，脉势慓疾。病造极中之极，乃病在上焦，反攻其下，诛伐无过，致变症蜂起，且咳泻皆甚剧，势难兼顾，而又非兼治不可，曾于清肺止咳药如杏苏等类中，加茯苓、薏苡仁，既可止泻，又能理嗽，且不致壅塞肺气。一服之后，泻止咳轻，旋专理咳而愈。可见治咳不主清肺化，而妄事攻下，其贻害有如是也。

81

新米益人 红茶附

《归砚录》章杏云先生，饮食辨云，凡米新者香甘汁浓，养人为胜。试观作饧作酒，新者之力较厚，稍久则渐薄，岂非陈不及新之明验乎。《本草》言陈者良，是为病人言也。以新者力厚，恐贻食复之患耳。又极言炒米之弊，余皆韪之。盖米越陈则愈劣，纳稼之时，但宜藏谷，随时碾食，则香味不减而滑，乃嘉兴等处不谙藏谷之法，刈获之后，即舂而入囤，用糠蒸盦，数月米色变红，如陈仓之粟，名曰冬舂米，取其经久不蛀宋人赞其不蠹不腐，而不知其已无生气故不蛀也。亦杜远方贩运，以贯食此米者不出二百里之外也。志乘未载，不知何人作俑，而土人习之，翻以曰米为味淡不香，何异醉人视醒人为醉之颠倒耶。然米经蒸变，不但色、香、味全失，而汁枯性涩，是去其精华徒存糟粕也。故煮粥不稠，造饧酿酒皆不成，与炒米相去一间耳。余偶食即腹胀便秘，必啜淖糜数日以濡之始愈，此与武夷人蒸茶为红者，同一矫揉造作。今奸商更有造发急冬春之法，旬余即成，随时可作，米极易败，尤不宜人。红茶亦各处效尤，遍行宇内，嗜痂者众，二者之弊，殆不可革。然知味者固自有人也。又按钱塘龙井茶甲于天下，迩年土人以秋采者造为红茶，颇获厚利。故圣人有鲜能知味之叹。 凡艺茶亦须肥壅，昔人谓专藉云雾以滋培，不待人力之灌溉者，皆未经目击之谈也。

82

姜茶治痢之弊

《归砚录》：茶能清神醒睡，止渴除烦，有解风热，凉肝胆，吐风痰，利头目，去油垢，肃肺胃之功，口不渴者可以勿饮。红茶既经蒸盒，失其清涤之性，更易停饮，昔人夸之者，未免过当，毁之者殊失其中，章杏翁至谓为灾星厄运之媒，亦矫枉而失实也。唯论姜茶治痢之弊，为发人所未发。其辨云：杨氏立此方，谓东坡治文潞公有效。夫苏文二公诚名士，诚贵人，服药治病，不论资格，苟药饵不当，恐二竖无知，非势力所能压也。医书所列诸方，尝有某帝王、某卿相试验之说，皆

是游方术士虚张声势，哄骗乡愚之法，可鄙可笑。且潞
公偶然患病，偶然服药，正史即所不书，稗官亦复未
载，后世之医何自而知，乃杨氏言之，李氏信之，尤为
不值一笑。即使果有其事，所患必是寒痢，治而愈者，
得力于姜也。设为热痢，欲藉茶之凉，制姜之热，岂非
梦梦。乃今之愚俗，虽目不识丁者，无不知姜茶为治痢
之方，迨至百用而百误，而犹圭臬奉之，抑不思至此
乎。愚谓产后之生化汤，亦同此弊，唯洄溪有产后禁姜
之论，且曰暑证忌姜，虽与芩连同用，亦有大害，正与
章辨暗合。彼诗文字画，俗眼不辨妍媸，专尚纱帽，已
属鄙陋，医药亦尔，岂不更可哀哉。杏翁以谈笑而出
之，其慨世深矣。

释月令仲夏令民毋刈蓝以染

《归砚录》：月令、仲夏令民毋刈蓝以染，郑氏以为
恐伤生养之气，万物所共，何刈他草不禁，独禁蓝乎。
至于字从监或六书谐声之理，郑氏解为监禁，亦属牵
强。盖蓝主解百种恶药毒，制百种恶虫毒，退一切大
热，行一切败血。是以先王之世禁之者，以时当仲夏，
炎熇正盛，毒虫正多，意在留此有用之物，以救民疾。
观以染二字，可见言不当为染色之小用也。愚谓此辨，
诚前人之所未及，益见先王仁民之政之无微不至也。

朱张平议

《归砚录》：或问丹溪谓人身阴不足，景岳谓人身阳不足，君以为孰是。余曰人身一小天地，试以天地之理论之，阴阳本两平而无偏也，故寒与暑为对待，昼与夜为对待，然雨露之滋，霜雪之降，皆所以佐阴之不足而制阳之有余，明乎此则朱张之是非判矣。

辟赵养葵《医贯》扶阳抑阴

《归砚录》：扶阳易阴，大易以喻君子小人；章虚谷谓但可以论治世，不可以论治病踳矣。愚谓未尝不可以论治病，特扶阳抑阴，不可专借热药耳，何也？人身元气犹阳也，外来邪气犹阴也，故热伤胃液，仲圣谓之无阳，医者欲扶其阳，须充其液，欲抑其阴，须撤其热，虽急下曰存阴，而急下者下邪也，下邪即是抑阴。存阴者存正也，存正即是扶阳。苟知此义，则易道医理原一贯也。赵养葵未明此义，仅知温补为扶阳之药，而不知阴阳乃邪正之喻，故其法但可以治寒邪为病，阴盛格阳之证也，而乃书名《医贯》，以致后人惑之，误尽苍生，宜洄溪之力加呵斥也。

按：孟英此论，说理圆通，引证切实，可谓辨才无碍，唯世间上智之人少，而庸俗之人多，倘不能聪明善悟，而妄自揣度，必致转生荆棘，固不若章氏说之直截了当，可为一切众生说法也。且张景岳、赵养葵辈弃置轩歧以来医理不讲，妄逞臆说，崇尚温补，剽窃扶阳抑阴之论，以附会大易，更侈谈治道，谬引音律，其说愈支离而愈荒诞。揆其意不过以之欺世盗名，使庸俗见之，惊为神奇，即读书人亦易引为同调，而不料谬种流传、贻害无穷也。昔新莽假经术以文奸，害止当时，张、赵附会经旨以惑人，毒流后世，其罪更浮于新莽矣。

精神强固能却传染病

德医古弗氏，谓霍乱菌系霍乱之病原体，若吞下之，必发霍乱病。时名医古甫尔氏反对其说，谓咽下此菌之后，若无诸种非卫生的诱因，则未必罹该病。恐无人服其说，乃自取霍乱菌之纯粹培养者，和水吞下，结果并未患霍乱病，人咸怪之。此盖由于不信之心至为坚确，因之精神极为强固，病菌不能滋长，故不能为害耳。

注：谨按，日本藤田灵斋身心强健秘诀，论精神作用与传染病之关系云，世所知传染病由微菌作用而起，似与精神无何等关系，而实不然。盖其关系异常严密，人若精神坚固不摇时，血液循环旺盛，微菌自无繁殖之余地，体内细胞活动力强，抵抗力猛，若肺胃肠皆有杀菌能力，而不许其生存，然若精神衰弱时，恐怖微菌之念盛，血液循环迟钝，细胞活动力减，虽极少之微菌来侵，身体各部，已有不战自溃，望风解甲之势，遂致自树降旗，为微菌所征服矣云云，发明精神与肉体之关

85

系，并精神强固，病菌不能侵害之理由，极为确实。

《何首乌》

《乡赘笔》：宁国府太平县有翁妪居深山中，采樵为业，年各七十余。一日晨兴，见东壁下土忽坟起一尺许，墙为之倾，掘之得何首乌一枚，大如瓮，香气扑鼻，因生啖之。不逾年堕齿复生，颜色鲜好，如四十许人，复生一男，今尚在，第三叔父士开秉铎其地，亲见之。

《渔矶漫抄》：本草言何首乌之最大者，其中有浆，饮之须发可转白而为黑。吾乡药肆中所售，至斤许止矣，予在桂枝太守商公思敬署中，见镇安傅公圣送公一枚，形如扁瓮，衡之得三十七斤，予诧以为仙物，而人不知之耳。后晤傅公言及之，傅公曰：镇安是物极多，深山中尚有百斤外者，以山险途远。彼处人咸屑粉蒸熟而食之，初不闻变皓首为黑头也。

《翼駉稗编》：先外祖赵瓯北先生观察贵西，于署后掘得何首乌一枚，大如栲栳，剖之中有浆，黑如漆，遂以盎蒸热而饮。时山痴舅氏方九令，亦窃饮其冷者，后先生年至八十八，舅氏亦七十六。余家老仆尹福，年四十许，时须发渐白，羸弱不任操作，偶至郊外，见土中露一红皮箱角，以为必有藏物，发之则盛二小儿，乃成形首乌也，取归蒸食，年至九十余，耳聪目明，须发皆黑，余犹及见之。

吴江秀才某见邻翁锄地得二首乌，如人形，以钱二千买之，用黑豆如法制食，未数日腹泻死同上。

归安姚文僖公，督学江苏，于江荫院署后墙下掘得首乌二枚，分男女形，按法制之，与夫人共服，一年发皆变黑，公入都后，须发仍白，而夫人如故，同一首乌而功效各殊，则视乎其人秉赋之强弱，心神之劳逸也同上。

《渔矶漫抄》：临定深山中，有魏姓者以樵为业，家唯老妻年俱七十矣。所居庭中有藤一株，大可数拱，枝蔓纠延屋上，魏儿时已有之，不知其几岁年也。一日堕涧伤左股，呻吟于道旁，一道士雪髯颊面携囊过之，悯其老而遭伤也，探囊中葫芦出一红丸如豆大，以瓢取涧水令饮而吞之，少顷魏觉遍体火热，不可忍，伤处崩然有声，道士扶之起曰速奔，魏勉力狂奔百余步，而股已行动如常，毫无疾苦矣。因延道士至家，具黍款之，跪而告曰：吾衰惫已久，顷服丸药，不但所苦顿除，而筋骨柔和，精旺神健，不异少年时，吾师非仙而何，请为弟子，愿学生。道士曰：子骨凡根钝，仙不可得也，欲求延年亦易易事，因指庭中藤曰：其下有物可试食之，言讫辞去，步履如飞，瞬息已杳。魏欲伐藤验之，其妻以百年旧物不可，而止。至冬间大雪数日，山谷皆平，魏乏食，因思道士言，决意掘之，去土二尺余，即见藤根大如数石瓮，偶伤其皮，则白脂流溢若浓乳，盖何首乌也。夫妇并力掊之起，切而煮食之，每餐辄数日不饥，逾两年始尽，两人白发尽黑，齿之落者更生，连举二子，至二百五十余岁而终。亡友虑尚谦自枚魏之曾孙婿也，予昔晤虑于粤之苍梧，闻其颠末如此。夫古人惑于方士之言，炼气饵丹以求难老者，指不胜屈，然获效者何人也。魏乃不求而得之，岂非至幸也哉。粤西镇安府之首乌，每枚有重至一百余斤，彼处人食之，与薯芋等，而徒未见有长生者，岂所植之地不同欤，抑其种类有别耶，不可晓也。

《中西医学报》：药中有何首乌，据本草言，有何翁者须发已白，得之山中，服之遂返老为童，因名为何首乌。云：采此药者用黑豆拌和，九蒸九晒，服之能益寿延年。然服者多，效者极少，或曰必此物已成物形者，服之方验。或曰若此物已成人形者，服之更胜。或又曰此物若已成形，必能通慧，倘百体具备，能发为语言笑啼者，人闻其声，往觅其形，人方掘取于此间，彼已遁往于他处，因此颇不易得。能得一已成人形者，如法服食，再加修养，可成地仙，即不然亦可享高寿，古今所传大抵如此。有江西人刘姓，久寓滇省，须已过腹，而色黑且润，其面目犹如童子，人不解其故，疑其蓄须何若是之早，因询其年龄，应曰再度花甲又已四年矣。问者疑其戏言，然念初见不应作诳语，因不再问，时有旁坐者曰：汝疑刘君谑耶，彼实非伪言，彼今年一百二十四岁矣。因询其何能若是。刘君曰：言之甚长，君不厌烦，请举实以告。余于康熙末年来滇，彼时已四旬有余，须发半白，体力亦龙钟。一日偶至一熟识之药材行闲谈，适有乡人持一已成人形之何首乌，至行求售，其状较初生之婴孩略小，百体俱全，与小儿无异，索价银数百两，行主以无人愿售辞，乡人持之他往。甫下阶，即倾跌，所持何首乌即着地瓦碎，白浆横流，浓厚如蜜。余习闻此物能延年益寿，乃俯身贴地，将白浆吸食尽，乡人仅将断碎之宝壳持去。余食后即归，腹饱不思饮食，至次日腹痛甚，连泻三日，不能饮食。人皆笑余曰：子欲成仙，今已辟谷，行将羽化矣。余亦以为将泻死，嘱同人备后事，至第四日泻止，遂能食。半月后精神焕发，须发返黑，龙钟者改为强健矣。今又虚生八十余年，故已百二十四岁，子何疑耶？此清嘉庆初年事也。后闻其人至道光初始卒，实年百四十六岁云。

《续客窗闲话》：何首乌一名能嗣，药中仙品，产山泽者固多，亦有在城市，而其根反得成人形者，以得人之精气多耳。然具人形者，必通灵，隐现无恒，人不能得，若得而食之，即仙去。相传已久，吾邑有张氏姑妇者，夫与子皆诸生，以家贫教读外出，唯二妇在家操作女工度日，是以纺纱必夜午方休，每秋月皎洁，时闻院中似有幼孩征逐声，拔关视则无有，妇与姑谋，后若有所闻，一人仍纺，一人穴窗隙窥之。于是轮流伺隙，妇果见两孩出自墙阴，长不满尺，一男一女，皆赤体，携手至院落中对月再拜，互相扑跌为戏，妇潜告姑虑曰：恐系妖孽之子孙，犯之自肇衅矣，皆不敢出，然心甚怀疑。一日所亲至，知医博学士也，姑告以所疑，戚曰宅若有妖，何能安居，此必灵药所变，得而蒸食之，当成地仙。妇笑曰：渠闻人声即遁，焉能攫取。曰：无难，吾闻稻米天地正气所结，能压宝藏，若由窗隙掷之，得中其身，即不能遁矣。戚去，妇度院中孩戏之地至窗隙约丈余，谅掷米未必适当，乃截竹为筒，撒米其中，以箸卷布攉送之，日练其手法至精熟，复伺于窗隙。二孩来前，妇即以筒米弹之，果中二孩，皆扑，突出擒拿，入手僵直。呼姑举火，烛之类木雕者，眉目如画，气甚芳馥。姑妇相谋，煮饭时铁锅内蒸之，一次稍软，至五六次，香绵可食，姑妇各分食一枚。觉鲜美异常，腹果甚，一日不思饮食，夜眠至次日皆不能起身矣。卓午门不开，邻姥疑有故，逾垣窥之。见姑妇皆仰卧于床，头面及身俱肿，目开口张，不能言语，邻姥倩人走报其父子，归不解何由，亦不识何疾，急邀知医之戚诊视。笑曰非疾也，日前母所说成形首乌，我曾说以捕法，谅必捕而食之，未识九蒸九晒之制，又不知避忌，误犯铁器，是以有毒，试以解毒开通之药灌之，至七日肿消人醒，问之果如医言。起后强健逾前，累月不思食，其姑年已周甲，发白再黑齿落重生，枯皱肌肤皆皮脱而润泽，似二十许人，复生子。其妇年近四旬，转而为二八好女子，连举子女十余，后皆寿一百五六十岁，无疾无终。

予披览各书，见记何首乌者甚伙，虽不尽可信，因不忍割爱，姑录存之，以资博识。

论　痘

《齐东野语》：小儿痘疮，固是危事，然要不可扰之。尝见赵宾旸曰：或多以酒面等物发之，非也。或以清毒饮升麻汤解之，亦非也。大要在固脏气之外，任其自然耳。唯《本事方》捻金散最佳。又陈南_剑刚翁云，痘疮切不可多服升麻汤，只须以四君子汤加黄芪一味为稳耳内白术、茯苓均能燥浆亦未为甚，稳拟易以山药。二说皆有理，然或有变证，则不得不资于药，癸酉岁儿女皆发痘疮，同僚括苍陈坡老儒也，因言向东教三山日，其孙方三岁，发热七日，疮出而倒靥，色黑唇口冰冷，危证也。遍试诸药皆不效，因气灵于城皇庙，以卜生死。道经一士门，士异其侵晨仓皇，因遮叩之，遂告以故，士曰恰有药可起此疾，奇甚。因为经营少许，俾服之，移时即红润如常。后求其方甚秘惜，及代归方以见照，其法用狗蝇七枚_{狗身上能飞者}，擂碎和醋酒少许调服，蝇夏月极多易得，冬日则藏于狗耳中，不可不知也。既而次女痘_{原疮误作，今改}后余毒上攻，遂成内障，目不辨人，极可忧，遍试诸药，半月不验，后得老医一方，用蛇蜕一具，净洗焙燥，又天花粉等份，细末之，以羊子肝破开入药在内，麻皮_{应云麻绳}缚定，用泔水煮熟，切食之，凡旬余而愈。其后程甥亦用此取效，真奇剂也。

91

医士称谓

《雾海随笔》：医师周礼本上士之职，而今北人称大夫，南人称郎中者。《汉书》周文傅，文以医见文帝，时为太子舍人，以功累至中大夫，景帝即位，迁郎中令，故称之或大夫或郎中，以美之也。至宋太宗纪雍熙四年，又校医术优者为翰林学士，今太医院院使，亦正五品大夫。

考 医

《周官》：冢宰有医师，掌医之政令。又有食医、疾医、疡医，疾医掌万民之病，两之以九窍之变，参之以九脏之动，凡民有疾病者，分而治之，死终则书其所以，而入于医师，岁中稽其医事，以制其食，十全为上，十失一次之，十失二次之，十失三次之，十失四为下。

《逊志堂杂抄》：元立医学十三科，曰大方脉杂医科、小方脉杂医科、产科、口齿兼咽喉科、正骨兼金疮科、疮肿科、针灸科、祝由科、禁科，其程试科目，每三年一试，期以八月，中选者来春二月赴大都省试，其法考较医经，辨验药味，合试经书，则《素问》、《难经》、《圣济总录》、《本草》、《千金方》也，时重其选，故明医特多，明则试医士不过论一篇，歌诀一首。

徐灵胎考试医学论云：医为人命所关，故周礼医师之属，掌于冢宰，岁终必稽其事，而制其食。至宋神宗时，设内外医学，置教授及诸生，皆分科考察升补。元亦仿而行之，其考试之文，皆有程式，未知当时得人何如，然其慎重医道之意，未尝异也，故当时立方治病，犹有法度。后世医者，大概皆读书不就，商贾无资，不得已而为衣食之计，或偶涉猎肆中剿袭医书，或托名近地时医门下，始则欲以欺人，久之亦自以为医术不过如此，其误相仍，其害无尽。岐黄之精义几绝矣，若欲斟酌古今考试之法，必访求世之实有师承，学问渊博，品行端方之医，如宋之教授，令其严考诸医，取者许挂牌行道。既行之后，亦复每月严课，或有学问荒疏，治法谬误者，小则撤牌读书，大则饬使改业，教授以上亦如周礼医师之有等。其有学问出众，治效神妙者，候补教授。其考试之法，分为六科，曰针灸，曰大方，曰妇科，曰幼科兼痘科，曰眼科，曰外科。其能诸科皆通者曰全科，通一二科者曰兼科，通一科者曰专科。其试题之体有三：一曰论题，出《灵枢》、《素问》，发明经络脏腑，五运六气，寒热虚实补泻逆从之理。二曰解题，出《神农本草经》、《伤寒论》、《金匮要略》，考订药性病变制方之法。三曰案，自述平日治病之验否，及其所以用此方治此病之意。如此考察，自然言必本于圣经，治必遵乎古法，学有渊源，而师承不绝矣。岂可听涉猎杜撰全无根底之人，以人命为儿戏乎。

注：谨按洄溪此论准今酌古，意极精密，然自古有治人而无治法，今官厅皆举行考试之制矣，不但考试程式简陋不完，主试者医学粗浅荒谬，而且苟且成风，百弊杂出，反使无耻之侪，皇然自得，徒开方便之门，而无裨于事，大违创制之初心，当亦非先生所及料矣。

93

群石藏用谬说

《晒书堂笔录》：《老学庵笔记》三云：石藏用，名用之，高医也，尝言今人禀气怯薄，故按古方用药，多不能愈病，非独人也。金石草木之药，亦皆比古力弱，非倍用之不能取效，故藏用以喜用热得谤。群医至为谣言曰：葬用担头三斗火，人或畏之，唯晁以道大喜其说，每见亲友蓄丹，无多寡尽取食之，然亦不为害。此盖禀气之偏，他人不可效也。今按斯语诚然，但其义犹有未尽，今请更为之说，曰：晁固禀气之偏，石亦持论之过也。何以明之，天地者古今一大器也，以千年为旦暮，以亿载为春秋，自黄炎迄今，尚不及一寒暑，安得人物气遂薄弱。假如其说，是覆载生成，亦有衰息，更复数千年，岂天地遂至消磨，人物便应澌灭耶。此真井蛙之量海，夏虫之语冰。《抱朴子》云：俗士有言，今日不及古日之热，今月不及古月之朗，其识解正复相同，安足与之料天地之大哉，彼闻古人多寿考，又见今人多夭札，遂疑气禀有醇漓，不知隆古盛时，教泽深而嗜欲浅，后世相反，故其效相悬，而实非阴阳造化所为也。椿菌不同算，彭殇非常期，何以执一偏之说，衡量古今哉。古方不能愈今病者，古之医术精而后人不能故耳。然今所用大方，如大小承气、四君四物之类，何尝非古人所修合耶。至于金石之药，今不敢轻用，畏其强而力猛耳。桂附之味厚，参苓之益多，安有古今之异。且就人参而论，古之党参与今辽参其力量相去何啻数十倍蓰，宁得谓古强而今弱，如依其说非倍用不能取效，斯言岂不大误后人也。喜用热药，近世景岳书实视其说，而近人复有喜用大黄，自命能医者，盖皆一偏之论，所谓他人不可效者也。晁喜食丹即魏晋人服五石散之义，终必发热而死，亦非通论也。

　　按：石藏用谓人与金石草木皆今薄于古，宜砭之以徐洄溪《金匮心典》尤在泾著，徐序。序喜用热药，宜砭

94

之以《慎疾刍言》。

傅青主逸事

《茶余客话》：太原古晋阳城中，有傅先生名山，字青主卖药处立牌，卫生堂药饵五字，乃先生笔也。青主善医而不耐俗，病家多不能致。然素喜看花，置病者于有花木寺观中，令善先生者诱致之，闻病人呻吟，僧即言羁旅无力延医耳。先生即为治剂，无不应手而愈。

阿文勤公语

纪文达公云：阿文勤公尝教余曰，满腹皆书能害事，腹中竟无一书亦能害事。国栾不废旧谱，而不执旧谱，国医不泥古方，而不离古方，故曰神而明之，存乎其人。又曰能与人规矩，不能使人巧，皆极圆湛。

梁简文帝语

梁简文与湘东王书，引谚曰：山川而能语，葬师食无所，肺腑而能语，医师面如土。

王澹圃语

《茶余客话》，王澹圃斯恬酒间云：君子无手刃杀人事，然不操刀而甚于杀者有二焉：一曰授徒，士无恒

95

产，略习句读，抗颜为师，名曰糊口，实则丧心，其在老师宿儒，声价愈高，门徒益盛，谬种流传，害人三世，其祸尤烈。一曰行医，稍识药性，略记汤头，悬壶立馆，病者危急之际，以性命相托，而动手辄误，立挤于死，不殊手刃，言之惨然，座中有以医自命者，失色掷箸而去。

用补宜慎

《秋灯业话》：江抚某公太夫人夏日染急证，危甚，延医诊之，云年迈表虚，服参桂当立愈。仆司煎剂捧献，行数武，忽踬而药倾焉，惶惧莫措，忆肆有货香薷汤者，色颇类，市以进饮之而愈。抚军厚酬之，医扬扬有得色，仆私曰，盍分惠，否则漏言，医惊愕，仆告以故，乃分给焉。盖偶中暑气，医误视为虚证也。

此中殆有天焉，读此知高年患病，未必皆虚，温补究宜慎用也。

葱熨寒

苏谈，治寒气腹痛阴寒、阴证、霍乱均效，紧阴危笃者，急饮热酒，外用葱熨法，葱白碗粗一束，麻绳缠住，切去头尾，留中一寸厚，放在脐中，上盖片布，以熨斗贮火，熨之，令热气入腹，葱坏再换，以汗出痛止为度。

《青腿牙疳》

青腿牙疳一证，古医籍所无，始见于《医宗金鉴》，唯所用马脑、马乳等，皆不可必得。马乳在口外或尚可寻觅，若马脑则非在军营与交战区域，不易物色，有方等于无方也，《西药略释》云：有一证西名士加呢者，用柠酸调水饮之立效，盖该证牙肉肿痛，及口烂脚肿，殆多由久屈船中，及食咸物太过所致也。故西人行船必多柠檬酸汁等物，据该书所述士加呢证，即《金鉴》之青腿牙疳也。柠酸效而易得，胜用马脑、马乳多多矣。

《梧叶催生》

《景船斋杂记》：有一产妇，儿久不下，遣仆迎沈应明，时应明方燕虎邱，不能应召，方秋时梧叶满庭，沈因拾取数叶，授之仆曰，可持归家煎汤饮之，儿即下矣。已而果然，人问其故，沈云，医之为言意也，梧叶得秋气而落，产亦宜然，非有他也。

应明通儒书能诵全部纲目，不当以方技目之。

按此事某书属之叶天士，然沈先而叶后，其为附会无疑，小说所记《叶天士医案》，皆当作如是观。

《贴膏宜慎》

膏药贴疮，在未溃以前，尚无大害，若疮已溃破，贴之不已，将来疮愈后，必结亮疤，在他处犹可，倘在面部，则有碍观瞻矣，俗谓食生姜所致，殊未深考。

《瘵　虫》

唐段成式《异疾志》云：河南刘崇远有妹为尼，居楚州。一客宿，忽病瘵，瘦甚且死，其妹省之。众共见病者身中有气如飞蛊，入其妹衣中，遂不见，病者死，妹亦病，俄而刘氏举院皆病。

注：谨按瘵病西医谓为肺结核，系一种肺结核菌，麇集肺部，使肺脏变硬结核，渐至溃烂，而入即死亡。病者涕唾中，皆有病菌，他人与其接触，即受传染。唯菌类虽系动物，而体最小，用千倍以上显微镜，始能窥见。此则刘某之妹，受他尼传染，有气如飞蛊，入其衣中，众目共见，实可异耳。

98

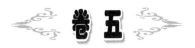

卷五

喉痧初起忌用养阴清肺汤说

时疫白喉暨喉痧证初起，皆宜以驱秽解毒为正当治法。圣人复起，不易吾言。世俗习用养阴清肺汤谓其妥当，喜其药味平淡不热不凉。殊不知该方中玄参、生地、麦冬等，皆阴柔滋腻之品，而白芍、丹皮，亦皆里药，服之即引邪入里秽毒得之势焰益张，恣行燔灼戕正气而耗真阴，立时告变者有之，内陷迁延致死者有之，其不妥甚而医家病家均执迷不悟，服而不效或议加增分量玄参等三味有加至七八钱及一二两者。或参入犀角、羚羊、紫雪、六神丸、安宫牛黄丸、鲜石斛、鲜生地等贵药以塞责，使他值得一死。纵更数医亦是千人一面，时医伎俩不过尔尔。以致轻者重，重者死，前车既覆后复蹈之，杀人宁有纪极哉。予临证三十余年目击受此方之害者甚伙，垂涕泣而道之，拟将此方易名为绝阴烂肺汤，世之圭臬奉之者，其亦知所变计矣。

辨白喉忌表抉微

白喉忌表固也，是书揭忌表二字为好用风药之俗医，作当头棒喝使之觉悟意甚善也。惜乎不轨于正，假托乩仙之降笔作伪心劳，不顾识者齿冷，且其治病之方非能独出心裁供人研究，不过杂钞张氏_{张善吾著《白喉捷要》}。郑氏_{郑梅涧著《重楼玉钥》}，二家之方，既无所发明而又不安愚陋，立药将三表以逞其才，至荸荠须、橄榄苗、虫吃多孔桑叶、白填鸭散等，尤为无理取闹，自欺欺人。德州李曰谦_{葆初}云洞仙乩笔者著出《白喉忌表抉微》文奇而言夸，深许养阴各剂_{嗜痂}郑氏并立遵定药将三表，有正将、猛将、次将数方，命名既怪而且俗，用药亦杂而不经，施治咽喉鲜有愈者_{鲜有不毙者}。原文一切禁药更属荒谬_{或当禁而不禁或不当禁而禁}，神仙之言似不如是。盖此书经文人修饰_{非修饰也，乃杜撰耳}，故辞句晓畅徒事铺张文字而未谙医理者也，云云，则此书之怪诞偏驳贻害无穷盖可见矣。

100

新养阴清肺汤

养阴清肺汤方出《重楼玉钥》_{郑梅涧著}，云治时疫白喉，无知妄作贻害后人。三十年前予尝著论辟之，不料近年发现传染最剧烈之喉痧_{一名喉疹，西名红热证，东名猩红热，亦名红热疫}，时医亦习用此方服之无不内陷，覆辙相寻等于落井下石而举世昏迷不知变计亦可哀已。查是证疫邪秽毒盘踞上焦_{肺胃二经}，法宜驱秽解毒俾其透达外出方无后患。此汤玄参、生地、麦冬、白芍、丹皮等性皆柔润黏滞，服之将一团秽毒滋腻于中固结不解_{如油入面}，欲外达而无从必内攻而告变，其势然也。在用此汤者之意本欲养阴而阴乃愈干，本欲清肺而肺乃愈坏所收效果恰是反面，至此而犹不悟其为药误，咄咄书空徒归咎于命而已，此与用表药害人者亦以梃与刃之比耳，乃积非成是。各慈善家有传单警厅提署有布告，无非依样葫芦不求甚解。予不忍坐视天下生灵尽为此方所误妄思挽救之法，爰拟一方作中流之砥柱，名为新养阴清肺汤以代其用亦因势利导之意也。

附：新养阴清肺汤方 治猩红热证初起痧疹已见或未见，咽喉有白或无白，头痛目胀憎寒壮热，六脉躁数或洪大数疾。

黄芩　甘菊　生栀仁各二钱研　连翘　金银花　大青叶各三钱　生草一钱五分　薄荷五分　引鲜芦根二两，无鲜用干者亦可　毒热炽或者分量加倍，如病犹不减加生石膏一两至斤许酌用，头痛甚加冬桑叶一钱，外用川军末玄明粉黄土凉水醋各等份贴两太阳穴，频换勿令干，神效。腰痛遍身痛加木通一钱五分，小便不利加滑石粉二钱，白通草一钱，灯心一子，竹叶一枝，不大便或结燥加川军一钱至四五钱酌用玄明粉五分至二三钱酌用。

时疫喉痧三方

风温不传染，传染者时疫也。风温无毒故不传染，时疫有毒故传染。昔人谓一人独病为温，众人同病为疫，时疫随时变迁，其患多古无而今有。如痘起于东汉，瓜瓤瘟、虾蟆瘟、羊毛疔起于明季，青腿牙疳起于康熙年，西北路军营白喉起于乾隆四十年，鼠疫在中国亦于乾隆始见，喉痧亦起于乾隆年，至与白喉合并转为猩红热则起于光绪庚子春夏之间。现在最传染最伤人之流行病痧疹白喉并见轻证止于红肿，西医谓之红热证，东医谓之猩红热亦名红

101

热疫，其实即从前之烂喉丹痧也。此证初起本宜驱秽解毒，俾透达外出则喉证自减，乃时医平日于此证毫无研究，或妄行发表九味羌活汤之属，或谬与滋阴养阴清肺汤之属，一迫邪上攻发表之害，一引邪内陷滋阴之害，轻者重而重者危矣虽云天命岂非人事哉，不佞自束发以来即究心时疫，四十年来活人无算，今仿李芝岩温疫三方、倪涵初疟痢三方之例，定为时疫喉痧三方以弭此患，然大匠诲人能与人以规矩不能使人巧，斟酌损益是在善用之者。

第一方清宣，治时疫喉痧初起，头晕目胀恶寒发热、忍心呕吐六脉躁数，此方服一二剂痧疹渐出红晕愈显，接服后方。

薄荷五六分　桑叶一钱五分　金银花二钱　黄芩二钱生草一钱　淡豆豉三钱　连翘二钱　茵陈八分　引竹叶一握，干鲜均可

第二方清化，治喉痧，痧郁不出肌如红纸或虽出而内毒炽盛，六脉洪大数疾，此方服三五剂视其内毒渐减，阴液已亏接服后方。

黄芩　甘菊　连翘　知母　大青叶　生栀仁　金银花各三四钱　生草　川连各二钱　小便短赤加木通二钱腰腿痛甚亦加之　大便秘加川军二三钱量用　玄明粉钱许量用　毒热盛加生石膏一二两至斤许量用　引芦根一握

第三方清滋，治疫毒渐退余热不净阴液枯竭，口渴唇焦舌如镜面六脉细数。

大生地五六钱　玄参干麦冬各四五钱带心　金银花连翘知母白微各三钱　生草二钱　引梨汁半盏对服　有痰去生地玄参麦冬加生枇杷叶五钱包　溏栝楼六钱　天冬四钱　大便燥加郁李仁三四钱　溏栝楼六钱　白蜜一匙

忌用药品　除初起忌用生地玄参麦冬外，以下四类

皆在必禁之例。

发表药类　麻黄、桂枝、细辛、白芷、川芎、藁本、浮萍、羌活、独活、防风、荆芥穗、苏叶、生姜。

香燥药类　沉香、木香、延胡索、香附、陈皮、枳实、厚朴、乌药、郁金、苍术、藿香、茯苓、猪苓、半夏、伏龙肝、槟榔、莱菔子、焦三仙、白豆蔻、缩砂草果。

温补药类　人参、黄芪、白术、附子、肉桂、干姜、丁香、吴茱萸、肉豆蔻、破故纸、远志、枣仁。刘松巢云：疫痧烂喉呕吐肢凉，皆缘阳明疫邪壅闭以致腠理不开，气结不舒，断不可认作寒证，投以辛温，如苍术、厚朴、半夏、肉桂、附子、生姜等之类。

通套药类　山川柳、牛蒡子、用数分或可僵蚕、蝉蜕、升麻、马勃、射干、山豆根、锦灯笼、苦登茶俗作丁。

他如用斑毛虫膏药贴项上拔泡，刺少商穴出血穴在手大指里侧爪甲下分许，香菜老酒搽前后心亦有用荞麦面、鸡子清搽之者，刘松巢云：如咽喉已溃烂，芫荽、观音柳、棉纱、樱桃核一切忌用。刺咽间出血或妄动其白，以上数法毫无效验，不可徇俗以害人。

注：时疫喉痧三方民国四年曾由瑞裕如都护刷印万张广为分送，按方疗治全活甚众。

喉痧或问

或问子诋养阴清肺汤以玄参等三味为引邪内陷，何于第三方又用之，岂不自相矛盾乎？

答曰：此为喉痧初起言之不可执著，是证大抵宜分三期治，第一期第二期内皆忌用滋腻，譬如用兵驱秽解毒剿也，养阴清肺抚之。贼势方张惟宜痛剿，抚则赍寇兵资盗粮矣。至第三期则毒热减阴液亏，如贼势已衰地方糜烂，此时舍用抚无良法所谓善后也。养阴清肺汤原方内有薄荷二钱五分非此时所宜，而玄参等三味不但不忌正宜及时用之以救垂竭之阴液，按期疗治理法分明，何矛盾之有。

或问西医治是证何如？

答曰：西医讲防疫不讲治疫，可见治疫非其所长也。北京中西医药格致研究会有新法，不合用于温斑疹痧说一篇，其略云：近日以新法治时证者，或裹身毛毯以取汗，或镇冰带以消热，虽_{原作或}喉痧并现而惟事排泄_{迦路米磦磺养之属}，必致痧毒内陷，炎热上攻咽喉势极危险。盖西医_{原作药}惟知拘守成法以合乎其本国之法律，至于病证之变化多端，有不及深于研究者，此非攻击之谈，实存救世之念云云。

或问喉痧初起有三害，愿闻其说？

答曰：发表一害也，滋阴二害也，寒凉遏抑三害也。何谓寒凉遏抑请观下引数条，痧医大全第三十三卷所论痧疹宜毒发_{发字不妥拟易达字}表不可骤用苦寒。刘松巢云：温_{温字嫌混拟易疫字}毒如咽痛喉肿、耳前后两颊肿，均用普济消毒去升麻、柴胡，初起并去芩、连。章虚谷云：或见其热盛过投寒凉遏其欲出之势，热反甚而难退矣。周克庵云：用药宜清轻宣达，不必用苦寒沉降之品诛伐中下。刘松巢云：又初见痧形，似有似无，骤然惊搐_{痧痘将出未出之际均有此}_候，亦不宜用苦寒镇惊之药，如牛黄苏合等丸，此二证均宜透疹得畅_{轻清宣达自然得透自然渐愈}。

或问羚羊角犀角治是证究竟如何？

答曰：二物淡而无味，虽为价甚昂究无实用未见治愈一人，时医自长声价本喜用贵药，迁此棘手之证更藉以塞责，未愈其病先倾其家，致死无殓具者有之，抑何忍心。《内科新说》合信氏五种之一云：犀牛角、羚羊角中土所习用，其实毫无功力。《冷庐医话》云：俗治温热病，动手即用羚羊角、犀角，邪本在肺胃乃转引之入肝心，轻病致重职是故耳。

又记杭州某医治热病用犀角七钱，服药后胸痛气促而殒。刘松巢云：疫痧草中犀角地黄一方，似须痧靥后用，书中虽未载明临证务宜斟酌。按：《疫痧草》一书，议论未为甚谬，而用药则欠妥处甚多，出荆芥、防风、蝉衣、马勃、枳壳、郁金、楂炭、橘红、赤芍等皆可议也，而尤喜用犀角如葛犀汤、犀豉饮、犀角地黄汤、犀羚二鲜汤、夺命饮、四虎饮、育阴煎之类，无不用犀羚者，此种恶习宜切戒之。综观以上诸说，则此二药之有名无实概可见矣。

或问六神丸治是证有无效力，愿闻。

答曰：此近年江湖骗人之药未见治愈一人，昨读中华药报内有论六神丸一则，漫录于此。

据云：世所称传云：万病皆最有效验之六神丸，相传为和生人之胆而秘制者，此种迷信于人道上实所不容，无知愚民乃每好以此为奇宝，诚可慨也。世风日渐趋于文明，蛮野之风亦日以去，此种不祥之语当渐沦灭净尽也。实则六神丸之原料多含吗啡，其所以云和生人之胆而制者，盖欲鼓动愚民以之为实，而不计此种浮说实大伤天道也。

或问治喉痧有一言以蔽之者否，愿闻。

答曰：有六字真言，曰驱秽解毒清热。

或问牛黄治是证有无效力，愿闻。

答曰：牛食异草则生黄，用牛黄治病藉其灵也。然生黄难得，若熟黄则已无功效。近日药肆所售广黄系取之于蚺蛇，非牛黄实蛇黄也。无灵气而有毒气，尚可用乎。详见《药物学》牛黄条。

或问是证愈后亦有禁忌乎？

答曰：自脉静身凉日算起，须忌荤虽荤汤亦不可喝面虽挂面面筋亦不可食烟酒十二日。此十二日内并宜避风不可出卧室门，否则病必重复而难治矣重一次加重一次，一次比一次难治，而尤为禁忌者厥惟房事，能服独睡丸百日上也，其次亦须过五六十日。若愈后一二十日便近妇人必死，慎之。

或问如何是不治之证，愿闻。

答曰：鼻流清涕或出血者不治，饮水即呛者不治，痰声拽锯者不治，胸膈漫肿者不治，水泻不止者不治，舌如镜面者不治，神昏谵妄者不治，用过掏挖针刺者不治，七岁以下者难治，吹药涎不出反向里流者不治。《疫疹草》云：喉中腐烂吹药而毒涎垂滴者，药力可愈，而毫无毒涎者，其证至险。上例不治之证十条，虽间有调治得生者，然亦罕矣。

注：谨按民国四年乙卯京师大疫，白喉喉疹等症盛行伤人甚众，彼时公私传单均主用养阴清肺汤，贻误恐多。先君恻然悯之，命曾遵照三方分期治法之意上警厅一书，以期有所救正，虽沿误已久积重难返，然以养阴清热清肺汤治白喉瘟疫数十年以来，无有起而非之者。

自此论出颇动一时之观听，未始非医学革新之一大转机也。兹将原书附志于此，以见先君救世之苦心焉。

附　上警察厅禀

禀为敬陈管见以备采择，事窃自去冬以来天时不正时疫流传，如痧疹白喉猩红热发现颇多，治不合法死亡甚速。

贵厅为保卫民命起见，设立临时防疫处办理防疫事务，精思伟画，纲举目张，实已毫无遗憾。惟闻泰山不弃土壤，故能成其高，江海不择细流，故能成其大，谨陈管蠡之见，用备刍荛之采，查痧疹白喉猩红热等症，虽其见症各有不同，然其受病之原则一，皆系感受天地不正之气而发，经云：天有五疫，地有五疬。益疫疬之气，皆足以病人而又能传播，柯韵伯曰瘟疫利害祸延乡里，周禹载曰一方受之谓之疫，可见疫症皆能传人，今之所谓传染病者是也。痧疹之见症身热咳嗽、神清有汗、喉不肿烂而大便溏，白喉之见症头晕身寒热，咽喉先红肿后溃烂，剧者喉烂深坑上有白衣一层，西医谓为喉起假皮。至于猩红热乃兼痧疹白喉二症而成，有先发痧而后烂喉者，有先烂喉而后发痧者，有痧喉一齐并见者，神昏无汗不咳嗽，痧点碎密色艳红永不透出皮肤之外。陈耕道《疫痧草》一书言之甚详。东医名为猩红热西洋名为红热症，此症至为危险，传染最为迅速，故较白喉尤难治也。且喉痧症之治法往往失之一偏而不知其所忌，偶触其忌则祸即随之而发。此症一曰忌温表，二曰忌养阴发温表之忌，以疫症乃一团毒火蕴蓄于中势如燎原，非如伤寒之有转变可以发表，故一用辛温散风之

107

药其势愈张必至败症俱见。稍通医理者类能知之，故祸虽巨而受害者较少。独养阴之忌其理稍深隐而难辨，故受害者更多。盖人之染受疫毒如城之被寇，当正邪互相抵拒之时不知用精兵猛将破贼以解围，惟转运粮饷曰正盛则邪自去，不知此适所以资敌，所谓赍寇兵资盗粮计之愚者也。治疫而用养阴何以异，此养阴清肺汤原方见于郑梅涧《重楼玉钥》，重用生地、玄参、麦冬阴柔之品投之于疫毒炽盛之传染病，将疫毒引至阴分如油入面不可复出必致内陷，虽有良法莫可挽救，习焉成风举出皆然，覆辙相寻罔知觉悟，因此致死者何可计数，目击心伤不忍不垂泣涕而道之。至于疫症治法古人已有言之者，喻嘉言曰：上焦如雾升而随之兼以解毒，中焦如沤疏而逐之兼以解毒，下焦如渎决而逐之兼以解毒，虽分三焦而用升疏诀三法不过因势利导，而莫不皆以解毒为主观乎，此可以悟治喉痧等症必以解毒为不二法门矣。愚谓治喉痧症宜分三期，初起之时疫邪浮越于表，宜用清宣既可使疫毒外出又可清其里热，如银翘散桑菊饮皆可斟酌用之。疫毒正盛之时宜用清化，大举扑灭疫毒以免其滋蔓，如普济消毒饮去升提等药之类。及至疫邪已去阴液亏损宜用清滋，以清余热而生津液为善后之良法，如养阴清肺汤去薄荷之类是也。按病者之初终分治法之先后，秩序井然理极明显，较之笼统一方不问病势者似稍切实，总之传染喉痧等症为最著之险症，治之之法全在心思灵活手段敏捷，不可拘于成见，更宜博稽群书以参其变化。吴鞠通之《温病条辨》、吴又可之《温疫论》、余师愚之《疫症一得》、陈耕道之《疫痧草》皆探本寻源不愧名著，研究有得即可以活人而济世，抑医生更有请者，京师之内挂牌医生理法纯正者固不乏人，而粗率浅陋者实居多数，与其罚辨于误人之后，何如训迪于未治之先。拟仰恳贵厅将痧疹白喉猩红热等症之病源、病状、治法、禁忌编成简易说明书发给内外城各区考准医生，使其一遇此病诊治有所遵循而不致误于歧路，则风声所功昭然岂非京师人民之福哉，不揣冒昧用敢上陈，为此谨禀。

批：一件医生杨叔澄所陈管见已悉由，据禀已悉该医生所论传染时疫等症治法，颇有可采应存备参考，此批。　中华民国四年三月三十日

药 性 难 知

历朝本草载某医治某病大抵由考验而知，然犹有考验未尽者，如罂粟壳谓为无毒也。观近世割其浆晒为阿片乃如砒鸩何耶。马兜铃亦谓无毒者也，然予与次子育曾服之皆胸膈辣闷如服巴豆，旋即大吐，其为有毒无疑。至防风之解砒毒、茜草之治毒虫螫伤，本草皆未言及，仅见近人各种笔记中，知药物功用考验未尽者正多也。

阿片之权舆

《日贯斋涂说》：三藏法师译《毗奈耶杂事律》第十卷，缘在王城时常婴疾病，曾吸药烟得蒙瘳，损诸苾蒭以缘白佛，言有病者听吸烟治病，苾蒭不解安药治病，

佛言可以两碗相合底上穿孔，于中着火置药吸之。不应用竹，可将铁作长十二指勿令尖利亦勿粗恶，置碗孔吸烟，用了不应辄弃。可用小袋盛，举挂象牙杙上或笔竿上，后于用时不应水洗应置火中烧以取净云云，似今吃烟器具之权舆也。按有病者听吸烟治病逮上瘾而病不愈，佛亦无如何矣。

枸　　杞

昔人有千年枸杞吠山腰之句，此诗人之谰言耳。夫枸之与狗音同义异，枸杞果物老为妖亦何物不可变而必为狗乎。《坚瓠集》载徐仙不知何代人，常于萍乡郭西山间炼药，有黄犬迴旋于丹鼎之旁往返率以为常，徐异之，以红线系其颈，视其所之，至桐坡枸杞丛中隐而不见，但余红线在外，即掘其丛，得根如黄犬状，持归蒸之芬香满室，徐食之由此仙去，今山上有徐仙亭题咏甚多。

述异记康熙三十四年淫雨连月，平湖马子发室中墙坏，偶筑墙址掘出枸杞根一枚，正如狗形重三十余斤，众以为仙品上药，马索价数百金，无售者。

李东垣之月旦评

李东垣名在四家，殊为窃忝，后人指摘所及信口雌黄，此老九原有知当亦颜汗。徐洄溪云：上略古圣立方原有定法最为严谨，至唐人专重药性规矩略宽，然古法仍不甚

失。至宋末犹有存者，自东垣出而法度乃遂荡然下略。又
云：上略至于东垣执端理脾胃之说，纯用升提香燥意见偏而
方法乱贻误后人，与仲景正相反，后人颇宗其说皆由世人
之于医理全未梦见，所以为惑也。更可骇者以仲景有《伤
寒论》一书则以为专，明伤寒，《金匮要略》则以为不可
依以治病，其说荒唐更甚。又云：上略故用燥药发汗而杀人
者，此其端开于李东垣，其所著书立方皆治湿邪之法与伤
寒杂感无涉，而后人宗其说以治一切外感之证，其害至今
益甚。又云：上略其尤偏驳者李东垣为甚，惟以温燥脾胃为
主，其方亦毫无法度，因当时无真实之学盗窃虚名，故其
教至今不绝。陈修园云：仲圣《伤寒论》一百一十三方以
存津液三字为主，《金匮》一百四十三方大旨是调以甘药
四字。四家中刘河间书虽偏苦寒尚有见道之言。朱丹溪虽
未究源头却无支离之张。张子和瑕瑜参半。最下是李东垣
竖论以脾胃为主，立方以补中为先，徇其名而亡其实，燥
烈劫阴毫无法度。尝考医论中载其人富而好名巧行其术，
邪说流行至今不息，正与仲师养津液及调以甘药之法相反
不可不知。又云：上略而流毒之最甚者莫如宋之雷敩、窃古
圣之名著为炮制颠倒是非，不知本经为何物，洁古日华东
垣辈因之，而东垣纯盗虚名，无稽臆说流传至今，无有非
之者。

　　章杏云《饮食辨》云：东垣诸方不论温凉补泻，必
用升柴苍葛等升散之药数味，乃至天行疙瘩大头证亦用
升苍荷叶三味为清震汤，名其病曰雷头风。升麻荷叶助
其上盛之温邪，苍术燥其垂竭之阴液，背道离经至此而
极，后世无目之人犹亟称之，岂不悲哉。此证之来其气

111

最恶、死最速，回忆生平阅历，惟以退热消风解毒为主者则十全八九，服清震汤者百无一生，尝目击者数十百人矣。王孟英云：东垣普济消毒饮，用者亦须减去上升之药，庶免助邪之患。综观以上诸说则李东垣之价值，概可知矣。

急宜取缔西医

张织孙取缔西医说下上略，改革以来褐橥而称西医者，其流品之滥较之中医有过之无不及，医院之苦力、军队之看护、药房之伙佣，目未尝西医之载籍，耳未尝聆教师之讲义，浑浑噩噩一物不知而俨以西医自居，此而不取缔则日复一日，吾国西医之前途尚堪设想耶。

人记性在脑

112

西人谓记性在脑诧为独得之奇，实则中国早有是说，特未发明尽致耳。窦存云世以食羊脑助记忆，唐肃宗张皇后专权，每进鸱脑酒令人酒醉健忘。吾乡俗诮人善忘曰没脑子，又曰忘性脑子，非其证欤。

注：谨按纪氏阅《微草堂笔记》载，齐次风学士博闻强记，后坠马破脑，蒙古医人以牛脑补之，愈后与前迥若两人云云，然则人之记性确乎在脑无可疑矣。

邱真人语

《冬夜笺记》邱处机语：元太祖曰：药为草、精为髓，去髓添草譬如囊中贮金，以金易铁，久之金尽，所有者铁耳，夫何益哉！

邱真人此语罕譬而喻，最足发人深省。

治火要诀

许敬庵曰：诸火不静_{疑应作靖}其病多端，调治要诀只一静字。心中常令空空荡荡不著一毫游思妄虑，祛病不难。《聊斋续编》载李启文患咳嗽且吐血手足发热，诸医罔效，请桃源九溪何公名道乾者诊视，何公曰：此虚火上炎也，引火归源虽有成法，然以药治火不若本人自治之，犹_{疑应作尤}为切当。今试就火言之，五行中金木水土各有本体，惟火则以众物之体为体，使空诸所有则火不求灭而自灭，人身之有火也亦然，火随气起气随心动，诚能平心静气一念不起则火无所倚，又何从而上炎乎，后未知李子果能如所言否，而其论火也则甚奇而确云云。愚谓何公此论诚能洞见本源，然与中下人说法非使之有法可循，有求静而不得者，如后记一士患劳瘵证恣服参苓补剂罔效，饮食日减形愈憔悴，诸医金以为无生理。一僧独言可治，但须耐心依我叩其方，每日只用米半杯不去汁煮熟为饭，以数粒入口咀嚼至无形质，和天泉水_{即津唾}漱齿不拘遍数咽下，仍照前作功夫以饭尽为度，日渐加多能一杯即一杯能一碗即一碗，自然精神健旺颜色润泽，半年一载之后可以勿药有喜。盖水谷二味天地精华所萃，有起死回生之功化枯为荣之效，所患人无耐心耳，士人依法静养三年竟壮，此真治火之秘诀也。

113

医学贵精不贵多

丁仲祜序《汉法医典》云：日本野津猛男先生毕业于医学专门学校得医学博士，入医科大学传染病研究所、胃肠病院等研究医学十余年，深知汉医有特效之方可补西药之所不及，于是访求彼国之汉医专家井上香彦先生，得其五十余年之经验良方，编为《汉法医典》。其特异之优点约有二端，汉医方充栋汗牛，探讨匪易，此则选方仅百有七剂，汉医书中病名繁伙，眩人心目，此则仅列最普通之病六十余种，撮取大纲一目了然，其优点一也。以百有七剂之方治六十余种之病，如治丝然密而不棼，如穿珠然累而必贯，如协律然损益相生，如和味然甘酸必备，其效验如形影之相随如桴鼓之相应，其优点二也。余以旬日之力译为汉文，学者苟熟览焉，未始非迷津之宝筏、歧途之老马、学绣者金针之度也。

按：我国医书固已汗牛充栋，而诸家论著见解尤不相侔，辨别是非折衷淹贯谈何容易，学者不但有望洋之悲更虞歧路之误，实由于病症太多医方太杂而无一普通各症特效之书。今观丁君所述日本野津猛男所著《汉法医典》一书，列病甚简选方甚精，倘能理法分明治验确实，诚有裨于学者不鲜，暇当购阅以备参考。

礜 石

《太平广记》引异苑，魏武北征蹋顿，升岭眺瞩见一岗不生百草，王粲曰必是古冢，此人在世服生礜石死而石气蒸出外，故卉木焦灭，即令凿看，果大墓有礜石满茔。一说在荆州从刘表登障山原作郡误而见此异。魏原作曹与前不一律武之平乌桓，粲犹在江南，此言为当。

《紫桃轩杂缀》：王粲在荆州登障山，见一岗不生草曰下必古冢，其人在世服礜石热蒸出外故耳。又洛水不冻亦以下有礜石，余尝谓礜石侑坐，望如积雪可以消烦，今更知性温能辟寒也。

礜石侑坐，语见《杂缀》卷三第九页，第作礜不作礜，故眉批谓恐礜字有误，疑是礜字也。礜字固误，礜字亦非是。考字典石部十三画礜字注音确，尔雅释山，山多大石也。石部十四画礜字注音予，说文毒石出汉中，《山海经》西山皋涂之山有白石名礜，可毒鼠，注，鼠食之死蚕食之肥。

《丹铅总录》云：温泉所在，必有曰矾丹砂硫黄为之根，乃蒸为暖流。郝懿行云亦有白盐为根者，水经夷水注可见，又礜字恐礜字之讹，王褒温汤铭作白礜可见。《齐东野话》亦误作礜，《老学庵笔记》亦误作礜。

115

❀ 温热病初起经方 ❀

《伤寒论》治温热初起之方，引而不发费人寻绎。张石顽璐玉谓是黄芩汤、陈修园念祖谓是麻杏甘石汤、陆九芝懋修谓是葛根黄芩黄连汤，三公各有见地不妨并存其说，临证时择宜用之可也。叶天士之葱豉汤亦妥，所谓上焦如羽非轻不举也。黄芩汤即桂枝汤去桂枝加黄芩，麻杏甘石汤即麻黄汤去桂枝加石膏。

脉理浅易暨分配脏腑之非

今人侈谈脉理，动以为高深玄远，而不知医家四诊首望闻问，而列切脉于最后，可见古人诊病原未尝专重切脉也。书云望而知之之谓神，闻而知之之谓圣，问而知之之谓工，切而知之之谓巧，夫所谓巧者乃戋戋巧技，原不足以尽活人之大道也。以视匠艺之工犹低一格，其去神圣当不可以道里计矣。而人多视以为难者，盖惑于脉书之夸张铺序，而误信以为实也。英医合信氏云：人身血脉发源于心，运行百体则总入肺接吸生气，由肺复返于心，日夜轮流不息每两小时运行四十周，以一日夜二十四小时计之行运四百八十周，人人皆然。夫脉至跃动乃心经发血之力，一发为一至，遍体同时涌应，医者一呼一吸之间脉来四至是为平和无病之脉，若仅来三至则为迟，迟则为寒，已及五六至则为数，数则为热。以及举之有余按之不足则为浮，举之不足按之有余则为沉。本至浅至易之理人所易晓，若脉说所说则支离蔓衍颇难究诘，何足信哉。按此说颇为明白切实，与华佗所谓脉者血气之先也，气血盛则脉盛，气血衰则脉衰，血热则脉数，血寒则脉迟，血微则脉弱，气血平则脉缓，其理正同。

又合信氏尝论切脉分配脏腑之非，其说云脉至跃动乃心经发血之力，一发为一至，遍体同时涌应，细心诊验参以望色闻声问证，自可定轻重安危。若专按脉推

116

求，如谓按寸而知病在心肺、按关而知病在肝脾、按尺而知病在肾与命门，此决无之理。盖周身脉管皆由心系总管而出散布四肢百体，流行贯通岂两手寸许之管，五脏六腑遂偏系于此耶。西国每剖验两手脉位，见其管大如鸡翎之管、脏循臂而上，渐上渐大上至颈项即与颈中脉管通连，直达至心而止，并不与他脏相属，何以知各脏之脉必现于此耶。且直通一管何以知三指分部必不紊耶，故谓一脉可验周才之病则可，谓某部之脉独某经之病则不可也。

按：以两手寸关尺分配十二经，言人人殊究无定论，予甚病之，学问之道求其是而已，愿我同人勿存门户之见，以此说作参考可矣。

说　　胎

中土之方多从古方脱胎，如四君四物二汤是从《金匮》薯蓣汤得来。黄芩、白术为安胎之圣药，是从《金匮》当归散得来，其余亦各有蓝本，习焉不察者多不究其出处，亦疏已。

信石能疗奇疾并治胃气痛

《神州医学报》：奉乡父子河附近地方，李某，去冬得噎隔之证，粒米不入，医药无灵，自分命在旦夕不如速死之为愈，因上年配制疮药余有砒霜数钱，乃避家人而窃吞之，不道入喉之后胸中如蜿蜒搅扰奇痒不堪，数小时后呕出形如鳝鱼即黄蛇者一条，长约尺许僵死在地，剖而视之则鳝鱼腹中砒霜实满。盖此物系中此砒毒而死，而其人噎隔之病即由此而愈。然则鳝鱼治病根之所伏乎，不然何鳝出而疾痊也，但以砒霜愈此奇疾实为创见，录之以供世人研究。

崔俸奄云余村有张某者，患胃气疼业已年余，按时而发疼不可忍，病人欲自戕者屡矣，余所配胃疼药数种遍试之无效，遂亦束手。继又思之此证按时而发必于脑系有关，然中药之可能治脑病者惟信石为最，惜又太毒因而用少许为丸数十粒，令彼服之，由渐加多不半月而病竟愈。余虽不敢谓此证之愈必系信石之功，然病已年余多药无效而独用此药病愈痛止，似亦不得谓信石与此证绝无关系，书曰若药弗瞑眩厥疾弗瘳，信然。

注：谨按信石治病，中国旧方中有一粒丹，系用白信数分、真绿豆面十余两搅匀为丸，如桐子大，每服一丸凉水送下，治疟疾极有效。西药中有砒丸为美容品，亦系用信制成，服之令人皮肤美丽鲜艳。西人妇女之好修饰者皆常服之，致有久服伤生者，并闻治梅毒注射六零六等亦系以砒素（即纯信）制成，未知确否，然信石所治之病甚多，固不仅能愈噎止痛也。

药草丸丹之流毒

李慕文云：欧美各国迷信药石之世代已往矣，美国医学专家乌斯勒有言世间一切药品，俱纯然无益于人身，知此者其良医乎。此说提要钩元，不数年将成为彼

都人士之金科玉律矣。回观吾国市况则何如，其万应灵
药之广告特揭大字于极端，主治百证之秘方，遍贴城乡
之墙壁，一般积弱望愈之士夫辄趋走恐后购服求效。甚
至人各怀藏数包，其始也无非小验，连服兼旬而寸功未
获、卒觇反至种毒已深，虽暂不发、露久之自然彰显，
故泰研究医药之专家经分析化学考察五百种药物，始知
百分中之九十九皆有弊害，内惟五六种实有裨益人体之
性质，而少最少数者仍须配制之得法施用之合宜，乃能
见长。盖其性质固如锋芒之刃、猛烈之火可为人用，亦
即可以杀人矣。拟易也字。故其定案有曰市售药物皆无能
愈疾之功，特种之病证专药不在此例。惟休息日光食物空气
乃能奏疾奇效，良有以也。方今东西洋之药品流行于吾
国者，不知其几千百种塞满市面，吾国人亦方矜尚新
奇，震眩于其名称之灵验，而不察其最后之结果，乃觅
方如鸟趋咽若牛饮，岁以此掷巨资而不惜，既消耗财源
更自戕生机，苟节此项费用而移之作国民捐或爱国债，
则又筹得一注巨款，试为详审人非至愚，孰肯为此。

　　按：此等药不过外人用江湖伎俩以骗财耳，何能治
病，而我国人震于西药之名不复审查，耗财伤生永无觉
悟亦可叹矣。

❀ 治 疟 一 得 ❀

　　方书治疟之方清脾饮、截疟七宝饮等，所用药品不
过常山、草果、槟榔、厚朴、柴胡、青皮、乌梅之属，
从未治愈一人，然舍此又无良法心窃憾焉。癸丑民国二年

五月予承乏内城官医院官员，适值痧疟流行有如时疫，予别有会心竟仿治疫法治之，概用银花、连翘、黄芩、甘菊、薄荷、豆豉、大黄、木通、甘草、大青叶、生栀仁等，分上下表里治之，从未用治疟通套之方而得心应手效验如神。经治愈者约五百余人，私心窃慰以为古人留此罅漏，待我弥纶不禁为之狂喜。

　　注：谨按：《内经》虽谓十二经皆有疟，及先寒后热者为寒疟、先热后寒者为温疟、但热不寒者为瘅疟，然考其致病之原实由于外感而起。《素问》疟论曰：夫痎疟皆生于风。又曰：此皆得之夏伤于暑，热气盛存于皮肤之内肠胃之外，此荣气之所舍也，此令人汗空疏腠理开，因得秋气汗出遇风，及得之以浴水，气舍于皮肤之内。又曰：夏伤于大暑，其汗大出腠理开发，因遇夏气凄沧之水寒，存于皮肤之中，秋伤于风则病成矣。又曰：夏伤于暑秋必病疟。细绎经文是疟疾乃夏伤于暑秋复受风而成，其为外感之病无疑，既是外感便当清内解表，俾因夏暑舍于皮肤之水气及秋伤之风一律疏解，水风外邪既去病根已除，阴阳无所偏盛荣卫复归和平，有不霍然而愈者乎。此银翘、桑、菊、栀、芩、薄、草等药清内解表之法所以神也，所不解者后世医者何以不遵经旨不考病原，一遇此病则习用疟门套药，一味燥散务与病情相反，病焉能不由轻而重，因久疟正气衰耗而伤生者有之，聚成疟母痼疾不痊有之，皆不善体经旨之过也。先君于《内经》《本草》二书功力最深，故临症数十年每遇大症无不得心应手，生死肉骨兹于疟疾又复推寻经义讲求治法，真可破千古之迷惑而上接灵素之心

传矣。

✦ 小建中汤治劳议 ✦

陈修园最折服徐洄溪称为时贤，虽持论不必尽合然于徐言不妨是者是之非者非之，使后人不致迷于所向。若既持异议而于徐言讳莫如深决不齿及，若于徐书未尝寓目焉者，真令人大惑不解也。如论小建中汤，徐洄溪《兰台轨范》小建中汤后注云：此方治阴寒阳衰之虚劳，正与阴虚火旺之病相反，庸医误用害人甚多。桂枝加龙骨牡蛎汤后注云：脉极虚芤迟乃为虚寒之证，故用桂枝及建中等汤，若嗽血而脉数者乃阴虚之证，与此相反误用必毙。洄溪之注此予料后人必有妄用小建中汤以治虚劳病者，故谆谆告诫。如是讵陈修园《医学三字经》小建中后注云：此方为治虚劳第一方，今人不讲久矣。凡劳证必有蒸热，此方有姜桂以扶心阳，犹太阳一出则爝火无光，即退热法也。凡劳证必饮食日少，此方温脾即进食法也。凡劳证必咳嗽，此方补土以生金即治嗽法也。凡劳证多属肾虚，此方补脾以输精及肾，所谓精生于谷也。今人不能读仲景书反敢侮谤圣法，徒知生脉六味八味归脾补中及款冬、贝母、玉竹、百合、苏陈、地黄炭之类，互服至死诚可痛恨。其说本之张心在，心在云肺损之病多由五志生火销铄金脏，咳嗽发热渐至气喘侧眠，消瘦羸瘵瘫证交集咽痛失音而不起矣。壮水之主以制阳光王冰成法，于理则通而多不效其故何欤，窃尝观于炉中之火而得之，炊饭者始用武火，将熟则掩之以灰，饭徐透而不焦黑，则知以灰养火得火之用而无火之害，断断如也。五志之火内燃温脾之土以养之而焰自息。方用小建中汤，虚甚加黄芪，火得所养而不燃，金自清肃。又况饴糖为君治嗽妙品，且能补土以生金，肺损虽难著手，不患其不可治也。然不独治肺损凡五劳七伤皆可通治，二家之言辨才无疑。然纸上空谈毫无实际，夫小建中汤所治之虚劳明言脉极虚芤迟，今阴虚劳病脉未有不细数者，脉象不同故吾宁守泂溪之诫，而于张陈二家之言未敢轻信云。

《五脏见证》

夫六经有见证五脏亦有见证焉，然仲景发明六经见证以统外因诸病。而不及五脏见证者，盖因《内经》已详不复议也。试以经旨而论，五脏之见证，《灵枢经》曰肝藏血、血舍魂，肝气虚则恐、实则怒。脾藏营、营舍意，脾气虚则四肢不用五脏不安，实则腹胀经溲不利。心藏脉、脉舍神，心气虚则悲，实则笑。肺藏气、气舍魄，肺气虚则鼻塞，实则喘喝胸盈仰息。肾藏精、精舍志，肾气虚则厥，实则胀五脏不安。此五脏之见证而见于本神篇也。《素问》曰：肺风之状多汗恶风色皏然白，时咳短气，昼则差暮则甚，诊在胸上其色白。心风之状多汗恶风，焦绝善怒吓，其色赤，病甚则言不快，诊在口，其色亦赤。肝风之状多汗恶风，善悲，色微苍、嗌干善怒，时憎女子，诊在目，其色青。脾风之状多汗恶风，身体倦怠，四肢不欲动，色薄微黄，不嗜

122

食，诊在鼻上，其色黄。肾风之状多汗恶风，面庞然浮肿，不能正立，其色炲，隐曲不利，诊在肌上，其色黑，此明五脏之见证而见于风论篇也。他如肺痹者烦满而喘；心痹者脉不通，厥气上则恐；肝痹者夜卧则惊，多饮数小便上为引入怀；肾痹者善胀，尻以代踵，脊以代头；脾痹者四肢懈惰，发呕汁上为大塞；此又《素问》论五脏之见证也。更有判热篇曰肝热病者小便先黄，腹痛多卧，身热，热争则狂言，及惊肋满痛，手足燥不得安卧；心热病者先不乐，数日乃热，热争则卒心痛，烦闷善呕，头痛面赤无汗；脾热病者先头重颊痛，烦心颜青欲呕，身热，热争则腰痛不可俯仰，腹满泄，两颔痛，肺热病者先淅然厥起毫毛，恶风寒，舌上黄，身热，热争则喘咳痛走，胸膺背不得太息，头痛不堪，汗出而寒；肾热病者先腰胻痠苦，数饮身热，热争则项痛而强胻，寒且痠，足下热不欲言；此又《素问》论热邪在五脏之见证。其余虽载各篇之中大都如是，考之诸大名家并无复议五脏见证者，窃不自揣，谨就经文集成五脏见证之概，仲景有知当亦首肯。

石膏辨证

《西药略释》石膏，此物尝经细核，乃钙养磺养三加水也。煅之则所函之水化散而成白粉，即熟石膏也，煅焙中度者再和以水则能坚凝如石，故或以作脱胎铸模，此生石膏水化极鲜，一若全无化动，即以三五两煎服入胃者亦止些须，且无蛤利酸力亦无发吐攻泻之能，只合作器不堪入药。

辨谬：时珍本草谓其能治中风及伤寒发狂风热心燥，凡一切头痛腹痛牙痛、胃热肺热身热均能疗治，此皆浮泛之词也。

按：石膏大清胃热，故能生津止渴。治走马牙疳胃中大热，疗天行热疫疫邪由口鼻吸即蟠踞于胃，陆九芝深知此理。乃西医偶未见到辄妄肆品评，谓时珍所云皆浮泛之词以为不堪入药，使良药见遗于世，遇患热疫者竟无法治疗听其滋蔓。逮传染既多死亡接踵，始创为隔离等法，亦无聊之极思耳。若俯听中医之言，一遇热疫便用石膏立即扑灭，何致蔓延无已酿成大劫乎。予不敏，历用石膏治病三十余年，活人无算，若皆纂入医案，置之案头厚可盈尺。予疏懒性成，实无此一幅闲笔墨为石膏记功也，今因辑医话之便略举数则，以为世告。

124

大女伯韫年三四岁时，于除夕陡患牙疳，顷刻黑四齿。予惊曰此走马牙疳也，少迟延殆矣。觅得生石膏一块约重五六两，捶碎煎水与服尽一器，呜之使睡，天明启口视之已变白而愈。

三小儿育明庚子年四岁，春患红热疫遍身殆如红纸，服清热化毒二剂无效，红晕变紫，嗣竟变黑有如墨沉，人事昏沉势甚危。予语家人曰此由红热转黑病矣，血欲凝故黑，已子不能辞而不治，勉用生石膏一斤，腊雪水煎，频频与服，次日视之黑晕尽退，皮肤渐成黄色，知为见效，再投一剂遂痊。东城流水沟住户刘五，有孙女二三岁，患时疫痧疹服十药十余剂，延宕二十余日不瘥，予视其尪羸已甚而壮热口渴尚剧，知其内毒未清也。孩小毒重服药维艰，辞不治，刘再三央求，遂教生石膏一斤煎水恣服，三日连服三剂计用三斤，热退渴止痧落而愈。嗣治花枝胡同广伯欣五岁男孩，暨凤姓亦住花枝胡同六七岁女孩红热疫证，皆用石膏至数斤始愈。

郑氏子年十五，患时证势甚剧，服汤药无效。予独用生石膏一斤十二两，煎服三剂，得汗解而瘳。

以上所记医案数则，皆就己所忆，与脍炙人口者，不过千百中之一二耳。

用药宁少勿多

古方用药一二味至三四味，多不过六七味而止，无用十余味至二三十味者，所谓兵贵精不贵多也。今医用药如韩信将兵多多益善，予向不以为然，兹读《茶香室丛钞》，引宋叶绍翁《四朝闻见录》云：宁皇每命尚医止进一药，戒以不用分作三四帖。盖医家初无的见，以众药尝试人之疾，宁皇知其然。又云：王大受之父克明号名医，遇病虽数证亦只下一药曰此病之本也，本除而余病去矣。按此真名医之言，今世安得有此人哉。

种牙镶牙

《茶香室丛钞》引宋楼钥《攻愧集》，有赠种牙陈安上曰，陈生妙术安天下，凡齿之有疾者易之以新，才一举手使人终身保编贝之美。按今人有补牙之法，据此则宋时已有之矣。明流贼陷汉阳，贺相逢至尽节，自投滋阳湖王会桥下，尸沉百有七十日而不坏，有土地见梦于滋阳滨之人曰，我等守贺老爷甚苦，汝等收去，明日浮出，公左手心有黑子，一齿虫蛀，用金镶以此为识。此则偶忘出某书。

读此二则，知宋时已有补牙之术，至明且能以金镶矣。

见肝之病当先顾胃阴

俗医见肝之病便去治肝，而用香燥以害人，仲景深悉其弊，故《金匮》大声疾呼曰：见肝之病当先实脾，作当头之棒喝。实脾云者，吾人以意逆志，知仲景是教人用甘缓如一贯煎之属，非教人用苦燥也平胃散之属。然甘缓之剂，实入胃而不入脾，以脾喜刚燥，胃喜柔润，性不同也。仲景因脾胃二经相表里，言脾而胃在其中，所谓引而不发也。予恐后人误会仲景之旨而用苦燥，遂作惊人之语曰见肝之病当先顾胃阴。

《内经》肝苦急，急食甘以缓之。《难经》损其肝者缓其中，仲景与内难一鼻孔出气者也，故知实脾是用甘缓，不是用苦燥。

涪　翁

《雾海随笔》：涪翁古之高士，唐陆龟蒙自比涪翁渔文、江上丈人，见《唐书·陆龟蒙传》。山谷贬涪州，因慕之以自号，而今人遂只知山谷为涪翁者，以皇甫谧

《高士传》中少此人也。

　　陇蜀余闻绵州涪水安昌水合处，今有渔文村，相传汉涪翁所居。按后汉方术传，涪翁善针石著有针经诊脉法传世。

妊娠多痰饮病

　　自来诊妊娠之脉咸以滑为断，其所以然之故迄未明言。按沈尧封曰人身脏腑接壤，受胎后腹中遂增一物，脏腑之机括为之不灵，五液聚为痰饮，故胎病痰滞居多，《千金》半夏汤所以神也。至临产时痰涎与恶血齐出方得无病，若止血下而痰饮不下则诸病丛生，故产后理血不应六神汤最为要药云云，此说不惟于胎产一门，别门生面且深得妊娠所以恶阻并脉滑之故，唐宋诸贤俱未讲到，读此实获我心。

127

　　附　六神汤方　姜半夏三钱　　毛橘红一钱五分　　制南星八分，按南星猛悍非妊娠所宜，胆星寒腻臭恶更不可用，宜代以竹茹、枇杷叶　石菖蒲五分　云苓四钱　旋覆花一钱　生姜三片

　　注：谨按沈尧封《女科辑要》产后发狂谵语条云，恶露不来者是血瘀宜无极丸，恶露仍通者是痰迷宜六神汤。又案云：丁姓妇产后神昏谵语如狂恶露仍通亦不过多，医者议攻议补不一，全尚陶前辈后至，诊毕曰待我用一平淡方吃下去看。用杜刮橘红石菖蒲等六味，一剂神气清，四剂霍然，此方想是屡验，故当此危证绝不矜持云云。又案：甲戌孟春钱香树先生如君，产后微热痞闷时时谵语恶露不断，余用理血药不应改用六神汤，四

剂病去如失。夫产后发狂谵语本危急之症攻补概非所宜，尤非理血通套等药所能救治，苟不知祛痰之法，一遇此症必致寒热杂投而贻误病机。沈氏研寻至理搜集验方，真女科之明星也。

脚病之新特效药

《中华药报》，从前治脚疾即盛用糠，近日本大阪医科大学某博士等从此入手研究，历时四载实验五六百人，而发表其成绩乃以糠于四十度之体温度，在真空中蒸馏则生出一种之液，此以之治脚病尤以冲心证者服之，百四十之脉二三日必减为七八十，而此种时素常皆血压下降，独此药于血压则无影响，其效力部分为何尚未能明。惟含有同铃木梅太郎发见之欧里查麟之效外，当尚有一种成分也，先以为凡心脏病等之脉疾者皆当见效，因试之心脏疾，然不见效，惟效于脚病也。药因系从糠取其有效成分者故名曰糠精云。

注：谨按脚气之病至为顽恶，初起脚软胫肿，渐至呕食腹痛下痢或二便不通，冲悸不欲见光，精神昏愦迷忘错乱，或壮热头痛身体酷冷疼痛转筋，顽痹缓纵百节挛急小腹不仁，迟延不治或治不合法，毒气上攻即成冲心顷刻毙命。《千金方》以为感风毒所致，谓地之寒暑风湿皆作蒸气，足常履之，所以风毒中人必先中脚，盖东南地多卑湿足常履地，其湿热郁蒸之气中于两足而上传于经络，故病必自脚起也。治法，《金匮》有矾石汤浸洗法、《千金》有第一竹沥汤、乌麻酒、茱萸木瓜

汤，《本事方》有杉木汤，《活人书》有木瓜散，皆不外散风祛湿之治，鸡鸣散用法虽奇亦本此理。西法则列入传染病谓由食米所致，又谓粗米略存之外皮，有预防脚气之功。欧战时英兵与印度兵同居一地，英兵食细米，患脚气病者极多，印度兵食粗米绝无此病，军医详细考查始知系食米所致，乃令将食米互换则不久英兵皆瘥，而印度兵脚气大作，可见米之外皮有预防脚气病之功并非虚语。今日本医学博士发明脚气病之特效药，系由米糠中取出名为糠精。夫糠乃碾而生，几全系米之外皮所成，由此言之则前说益信而有征矣。《内经》云上工治未病，下工治已病。与其焦头烂额何如曲突徙薪，凡居卑湿之地者皆宜常食粗米，以杜此病之来源可也。

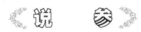

说　参

129

人参一名海腴，一名地精广雅，一名鬼盖。《春秋运斗枢》曰：瑶光星散为人参。《礼斗威仪》云：君乘木汤王有人参生盛京及宁古塔黑龙江内。凡初夏得者曰芽参、花时得者曰朵子参、霜后得者曰黄草参。高丽人参赞曰：三桠五叶，背阳向阴，欲来求我，椵树相寻。颇得其形似。

《茶香室丛钞》：唐陆羽《茶经》云，犹人参上者生上党，中者生百济新罗，下者生高丽。按此则唐时已有高丽人参，但以为下品耳。

又云：生泽州，易州，幽州，檀州者为药无效，然则唐时人参出处甚多也。

《遯斋偶笔》先是上党出人参，自辽东产参而上党之参遂绝，然间有得之者。先大夫令长子时、潞城令宋公尝谓曰作令十五年得真人参二枝，一长九寸一长五寸，皆人形有头有两臂，两足中分具人道，用木板夹之，客至每出夸示。其大者失手中断，配药胜他药，小者尚存，余童时侍坐亲闻之。后摄壶关县余随侍，游城隍庙见道士药格中有曰紫团参者形似辽参。询之曰紫团山在壶关境内，先时产参今绝种，乃生此草非参也，咀之先苦后甘略似参味。又云：女科补剂中可用，视人参功用可十之一，然甚少，无出售外邑者。

又《茶香室丛钞》：吴桭臣《宁古塔纪略》云：人参多如吾乡之桃李，草本方梗对节生叶，叶似秋海棠，六七月间开小白花，八月结子似天竹子，生于深山草丛中较他草高尺许，以八九月间者为最佳。生者色白蒸熟辄带红色，红而明亮者其精神足为第一等。今之医家以白色者为贵谓其土不同，故有此二种大谬。凡掘参之人一日所得至晚便蒸，次日晒于日中，晒干后有大有小有红有白，并非地之不同，总因精神之足不足也，故土人贵红而贱白，按高丽参亦然。余亲家彭雪琴尚书言，有人赠以高丽参，大几如小儿臂，一种红一种白，白者贱而红者贵。尚书不受，未知其功效何如也。

又吴桭臣云：参在本地服之不效，予父初到宁古塔时以参半斤煎服，反泻半日不可解也。按吴桭臣之父即吴汉槎，槎以科场事遣戍，生桭臣于戍所。

《明斋小识》：机山产土参，味甘性平，能清肺火兼补脾肾，色如白沙参形如西洋参，驵侩择其细者泡洗蒸烘竟可乱真，剜必于冬季，质始坚实，近医家多用之，故山氓多持谷茇作采参业，惜本草尚未收及。

《金川琐记》：药草可指名者不翅百余种，多不能识别，懋属之大牛厂，绥属之黑山梁，宜喜柞固诸山皆有土参，俗称山萝卜，虽三桠五叶形模不殊，然味薄如党参，尝煎汁成膏服之有效。

又懋功屯属之小牛厂、大牛厂数十里内出佛手掌参，其形五桠平列如手掌，新采时纤白腴润，不减柔荑，味甘平食之益人。

按：故友承小洲尝出嵩山参见示，色黄白而长，类沙参柔润味纯甘。又闻东陵亦产参枝头甚好，为价亚于关东参。

美产人参美国学问报，华书人参之参本作参，后世省文以参字代之，别名皱面还丹，即反老为童之意。华人最重此药，以为无上妙品，不论何种虚症皆藉此补益，不知西人仅以此药入润剂消剂。功效甚缓，其较此药尤要者不可胜数，诚不解华人之何言信此过深也。且华人每以伪乱真，将沙参荠苨桔梗三物假充人参，不知真参体实有心味大甘微苦，沙参则体虚无心味辛而淡，荠苨则体实无心味全甘，桔梗则体实有心味微甘大苦，大有分别。今吉林野参日少华人以种参伪充野参，日本高丽亦有以膺鼎相诳者，惟明眼人不受其欺耳。美国近来亦产此物，其形与中国产者无异，参叶四季不凋，长成极迟至少四年方能采取，否则过嫩其力不足，种法或寻野参家莳或用子种之，至第四年方生，最多五十粒九月始熟，未熟之子种土不出。野参亦须九月后方可移植，种

131

宜林木阴深之地不可依树根，四围护以短篱勿使牛羊践踏，地须润湿冬用稻草盖之以避霜雪，子不宜使枯枯则无芽。大约子下土后阅一年半方能生芽，小株须移植方茂，草有草莽即宜芟除，以上所言乃种法也。至于收参亦宜讲究，大约种后六七年掘采方妙，如参未长大仍以土掩覆，待大而后出售，洗时须频抚水，不可断其须，且有人喜食须者用粗刷刷后，更用细刷，然后置铁丝篮中烘之，干后较湿时轻三分之二遂成坚脆，今加拿大种户甚多。有一种参四亩得参三百二十磅，干后止一百零六磅，值金钱五百七十五元。